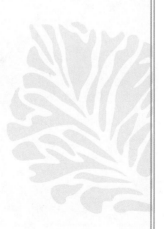

海派儿科推拿

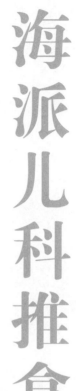

金义成　陈志伟　蒋诗超 ◎ 编著

青岛出版社
QINGDAO PUBLISHING HOUSE

图书在版编目（CIP）数据

海派儿科推拿 / 金义成主编. — 青岛 : 青岛出版社, 2017.6
ISBN 978-7-5552-5299-3

Ⅰ. ①海… Ⅱ. ①金… Ⅲ. ①小儿疾病—推拿 Ⅳ.
①R244.15

中国版本图书馆CIP数据核字（2017）第085072号

书　　　名	海派儿科推拿
出版发行	青岛出版社（青岛市海尔路 182 号，266061）
本社网址	http://www.qdpub.com
邮购电话	0532-68068026
策划编辑	刘晓艳
责任编辑	王秀辉
特约编辑	沈一菁
装帧设计	魏　铭
照　　排	青岛双星华信印刷有限公司
印　　刷	青岛嘉宝印刷包装有限公司
出版日期	2017年11月第1版　2017年11月第1版 第1次印刷
开　　本	16开（710 mm × 1010 mm）
印　　张	12.5
字　　数	130千
图　　数	245幅
印　　数	1~8000
书　　号	ISBN 978-7-5552-5299-3
定　　价	39.00元

编校印装质量、盗版监督服务电话　4006532017　0532-68068638

建议陈列类别：中医保健　小儿推拿

金义成教授小传

　　金义成教授1944年8月出生于上海，祖籍江苏建湖。金教授为海派儿科推拿创始人、丁氏一指禅推拿第四代传承人、我国小儿推拿领域的学科带头人，为著名中医小儿推拿学家。曾任上海中医药大学岳阳医院推拿科主任、上海中医药大学小儿推拿教研室主任、上海中国传统医学推拿协会理事长、华东师范大学文化艺术学院中国国际文化传播中心客座教授。现任上海中医药大学老教授协会副会长、世界中医药学会联合会小儿推拿专业委员会顾问、中国中医药研究促进会小儿推拿外治分会名誉主任、山西河东少儿推拿学校名誉校长。

　　金义成教授学识渊博，对推拿发展史、历代推拿文献、药摩方颇有研究，尤以儿科推拿见长。著有《小儿推拿》《中国推拿》《实用推拿图谱》《小儿推拿学》《海派儿科推拿图谱》等40余部专著及科教影视片8部。

入门既正　立意亦高

　　1960年，金教授就读于当时全国唯一的一所推拿专业学校，该校集结了沪上知名推拿大师，如王松山、钱福卿、朱春霆、王百川、丁季峯、王纪松、马万龙等，教授体系化的推拿知识和手法。学校培养的学生被分配至全国各地，曾受卫生部委托举办过三期推拿师资进修班和推拿医师提高班。现在全国各地知名的推拿专家，大多出自于该校。

　　推拿是中医体系中的一个分支，虽治疗效果显著，却并没有像中医药内治疗法那样广为人知。

　　在当时无论是在上海还是在全国范围内，从事小儿推拿的人并不多，社会上对小儿推拿的认知度也不高。俗话说，儿科即"哑科"，自古就有"宁医十男子，不医一妇人，宁医十妇人，不医一小儿"的说法。因为孩子大多起病急、变化快，说不清道不明，小儿病难治自古是中医的共识。金教授当初刚入行时也曾遇到困惑，推拿真的可以治好小儿病？直至上世纪60年代夏秋之交，金教授作为原上海中医学院附属推拿学校的学生，前往医院实习，亲眼目睹很多患秋季腹泻而拉肚不止的孩子历经一番推拿，一两天就彻底痊愈，心里的疑惑才得以释怀。从而也坚定了从事小儿推拿工作的决心。决心学好、用好、教好小儿推拿，继承和发扬中医药宝库中小儿推拿这朵奇葩。

扎根临床　精于儿推

金义成教授师承一指禅推拿、滚法推拿、内功推拿、小儿推拿等，集各家之所长，并形成了自己的特色。例如，早在20世纪70年代初，针对小儿肌肤娇嫩的特点，提出小儿推拿手法要"轻快柔和，平稳着实"。此后又进一步强调要"巧"字为魂，总结出"快而不乱、慢而不断、轻而不浮、重而不滞"十六字诀。

金义成教授50多年如一日，深耕于临床工作，认为推拿医生若脱离临床，就犹如无根之木、无源之水。不仅如此，更是将自己对小儿推拿的感悟不断加以总结，著书立说，公示于后学。

博采众长　业著杏林

为了更好地做好小儿推拿临床和教学工作，金教授兢兢业业、宵衣旰食、刻苦求索、寻根溯源，对推拿历史和小儿推拿文献进行了深入的研究，开了中医推拿文史研究的先河。他表示，推拿文献古籍是宝贵的历史文化遗产，要加强学术交流、研究和应用，从而推动推拿事业健康规范，永续发展。

金教授查阅大量古医籍文献资料，旁征博引、融古冶金、焚膏继晷、编撰专著。其著作影响了几代人。如第一次全面总结小儿推拿历代之文献的《小儿推拿》；以及第一次全面阐述中国推拿历史和药摩成就的《中国推拿》，一经出版就被大英博物馆收藏，还被译成英文对外发行；第一次将小儿推拿作为一门学科提出，并编著了第一部公开发行的小儿推拿专用教材《小儿推拿学》；还在香港发行《小儿病推拿法》等系列著作。在其所编撰的著作中，大多图文并茂、简明扼要，真正凸显了中医医术"简、便、验"的优势所在。不仅如此，金教授还编撰、指导拍摄了科教影视片8部，如第一次将推拿搬上银幕的教学片《中医推拿》，在日本发行的影视作品《小儿常见病推拿》等，以通俗易懂的语言让更多百姓了解推拿这一中医绝活，促进推拿学科的发展和社会化进程。

桃李不言　下自成溪

教育即传承。小儿推拿这一传统绝活儿一直面临着后继乏人的窘境。能坚持做下来的医生，真是少之又少。

为传承中医瑰宝，培育新一代的中医大师，作为最早的推拿专业高等教育实践者之一，金义成教授在坚持50多年小儿推拿一线临床工作的同时，还致力于小儿推拿学科的教育。金教授为了改进教学方法，编撰、指导拍摄相关的教学影片和视频，编著挂图和图谱，用更直观的形式，为学生传道授业解惑。经过几十年的努力，金义成教授培育了许多新一代小儿推拿人才，为小儿推拿的传承注入新鲜血液。与此同时，金义成教授积极推动小儿推拿普及并应用于社区、家庭儿童保健和预防亚健康等领域，勇于打破陈规，在医疗体制外物色推拿事业接班人，将他们收为弟子并悉心培育，为儿童健康事业的发展作了贡献。金教授坦言，小儿推拿是一门经验医学，看得多学得专才能有所收获。学院的学生往往"博而难专"，传统师承的弟子往往"专而难博"，将两种教育方式有效结合起来，尤其重视临床实践的积累，"既博又专"，才能培养符合时代需要的中医传承人。如今金老培养的学生、弟子，许多已成为当地的学科带头人。

海派心胸　兼收并蓄

清代张振鋆编写了《厘正按摩要术》，在此书中他曾写道："按摩一法，北人常用之……南人专以治小儿，名曰推拿。"小儿推拿是区别于成人推拿的一个体系。在上海近现代海派中医历史上，出现过好几位小儿推拿名家。早在1917年王松山先生就曾在上海中医专门学校教授一指禅推拿治疗儿科病的经验。传统小儿推拿的名家还有张静莲及其弟子马玉书，戚子耀及其徒朱慧贞，单养和及其女单吉平等。有的小儿推拿文献和著作就出自江浙学者。尽管如此，相较之中医其他各科，专门从事小儿推拿的人并不多。直到20世纪60年代初推拿学校才有了专门的小儿推拿教学和临床。

为何要提出海派儿科推拿这个观点？金教授表示，自己是丁氏一指禅推拿第四代传人，同时又是滚法推拿、内功推拿、小儿推拿的传承人。在临床上，并不仅限用某种单一流派手法，而是结合多个推拿流派的优点综合运用于儿科，通过多年实践，推陈而出新，逐渐形成了独特的推拿手法和学术观点。金老觉得，自己很难界限到底属于哪个流派，从而提出"海派儿科推拿"这一概念。

何为海派？"海派无派，无派有派"。开埠一百多年以来，在上海这一特定地域汇聚、沉淀、积累、发展的小儿推拿有其显著的特色和特点，这是有派之谓；而上海所体现的海纳百川、融汇百家、兼收并蓄、扬长补短等人文精神和学术风格，又使海派无派。"海派无形、无形有形"。所谓海派推拿的有形，则是数千年中医传统推拿的精髓，万变不离其宗；而无形之谓，乃不断吸纳新知，补充新的内容，不墨守成规、不泥古不化。海派儿科推拿的提出并非偶然，而是金义成教授经历多年临床实践，通过长时间反复考量得出的，是符合时代发展需求的产物。

蒋诗超　陈志伟

3

目
CONTENTS
录

目
CONTENTS
录

第一章

总 论

　　海派儿科推拿是产生、形成、发展在上海这一特殊地域的具有其自身特点的儿科推拿学术流派。上海地处江浙之交，在几百年的发展中，成为世界著名的东方明珠，具有海纳百川、追求卓越、开明睿智、大气谦和的特质。近现代的上海名医荟萃、流派纷呈，在众多中医流派中，丁氏一指禅推拿独具特色。

　　海派儿科推拿一是传承了一指禅推拿防治儿科疾病的传统，并将其与传统小儿推拿相融合；二是得益于关于小儿历代文献的学习；三是得益于上海小儿推拿名家经验和江浙民间小儿推拿技法的滋养；四是缘于金义成教授的经验总结。海派儿科推拿和其他小儿推拿流派一样，提出的时间并不长，但究其本源一指禅推拿，其历史就不短了。在继承和发展过程中，海派儿科推拿包容创新，逐渐成为以"海派无派，无派有派；海派无形，无形有形"为特色的较完整的理、法、方、推的儿科推拿体系。海派儿科推拿既是海派文化的体现，也是海派中医的进一步认定。

一 海派儿科推拿之道

1. 审证求因,关注情志

小儿病因有先后天因素,前人认为小儿"无七情所干",其实不然,如遗尿、神经性厌食、抽动症、孤独症、相火证等,有些因情志所致,有些却影响情志,如脊柱侧弯。因此,海派儿科推拿认为小儿病当注意情志方面的因素。

再如《小儿按摩经》认为:"小儿之疾不在肝经即在脾经;不在脾经即在肝经,其疾多在肝脾两脏。"此说不无道理,但在现今也有商榷之处。目前临床多见于肺、脾二经之病症,不同于以往多在肝脾二经之说。因此,海派儿科推拿相当重视思虑对脾的影响以及对肺脾二经之病症的防治。

2. 四诊合参,触摸察病

"望而知之谓之神,闻而知之谓之圣,问而知之谓之工,切而知之谓之巧。"其实,四诊不可偏废。四诊的核心思想是个"比"字,即"以常衡变"。海派儿科推拿沿用传统之诊法,诸如望神色;三岁以下小儿验指纹,取三关则以轻重、浮沉分表里,红紫辨寒热,淡滞定虚实;切脉取浮、沉、迟、数、有力、无力而定表里寒热虚实。推拿医生多以手按触患儿,经过长时间的临诊,其敏感度逐渐增加,对患处的异常能"手摸心会",因而更重视"摸"诊,《医宗金鉴》就讲到"摸、接、端、提、推、拿、按、摩"等八法,同时指出"一旦临证,机触于外,巧生于内,手随心转,法从手出"。其中机触于外,巧生于内就大有讲究。《黄帝内经·灵枢》有"审、切、循、扪、按,视其寒热盛衰而调之,是谓因适而为之真也"。一个推拿医生常年用手接触患者,相对来说,其手对病变部位之感应较一般人强,许多病变在手的感应中得到认知。诸如肌肤之寒热、松弛、厚薄,筋之结歪,腹之硬软,骨之正错,等等,均可为临床提供相应的治疗依据。

3. 辨证论治,首推五脏

北宋钱乙认为小儿脏腑柔弱,"全而未壮",根据小儿得病之后"易虚易实,易寒易热"的特点,创立的五脏证治法则,总结五脏辨证方法,为海派儿科推拿所认同和采用。

临床上依据"虚则补其母、实则泻其子"的原理,对虚证则用补本经加补母经、实证清本经加清子经的方法加以配穴应用。

表 1-1　五脏辨证纲要表

五脏	所主	本病	主色	主脉	辨证		特性
肝	风	大叫,直视,项强,抽搐,呵欠	青	弦	实	直视,大叫,项强,抽搐	肝常有余
					虚	咬牙,呵欠,徐徐瘛疭	
					热	目青,直视,身反折强直,肢瘛疭,手舞动	
心	惊、热	惊悸,大热,哭叫,口渴引饮,手足动摇,神乱不安	赤	数	实	发热,烦渴,哭叫,喜卧仰,惊搐	心为火,为热
					虚	卧而悸动不安	
					热	壮热,心胸热,口中气热,喜冷,目上窜,目内赤,合面而卧,咬牙,欲言不能	
脾	困	体重,困倦,多睡,厌食,泄泻	黄	迟	实	困倦思睡,身热饮水,泄泻黄赤	脾常不足
					虚	呕吐,泄泻白色,睡露睛,睑青,山根青	
					热	目内黄,尿黄	
肺	喘	喷嚏,流涕,鼻塞,短气,喘急,呼吸不利	白	浮	实兼风冷	喘而气盛,咳嗽,胸满闷乱,渴不喜饮,鼻塞流涕,喷嚏	肺常不足
					虚	喘而少气,皮毛干燥,唇色白	
					热	喘急,呼吸不利,鼻干或衄血,手挖眉目鼻面	
					虚热	唇露红色,颧潮红	
肾	虚、寒	目无精光,畏光,足胫寒,或逆冷	黑	沉	主虚无实	面浮晦暗或㿠白,尿清长不禁(惟疮、疹、肾实则变黑陷)	肾常虚

4. 八法之外,通法为要

吴尚先在《外治医说》中明确指出"外治之理即内治之理",儿科推拿作为外治法,历来沿用八法,即:汗、吐、下、和、温、清、消、补。

(1)汗法　《素问》:"其有邪者,渍形以为汗;其在皮者,汗而发之;其剽悍者,按而收之;其实者,散而泻之。审其阴阳,以别柔刚,阳病治阴,阴病治阳,定其血气,各守其乡。血实宜决之,气虚宜掣引之。"张从正为金元四大家之一,其治病擅长于攻邪,以汗、吐、下三法治疗各种外感内伤病症,疗效卓著,其代表作《儒门事亲》中提到:"灸、熏、蒸、渫、洗、熨、烙、针刺、砭射、导引、按摩,凡解表者,皆汗法也……无药处,可用两手相交,紧扣脑后风府穴,向前礼拜百余,汗出自解。"在《小儿推拿秘诀》《幼幼集成·神奇外治法》中均有小儿推拿发汗之法。海派儿科推拿常用按或拿风池、风府、大椎、肩井、二扇门等法出汗。

(2)吐法 《金匮要略》中记:"宿食,在上脘,当吐之。"《小儿推拿秘诀》:"吐法系除疾第一捷法,较汗下之取效速,余每以此救人甚多。"海派儿科推拿常用按天突、逆推膻中法。

(3)下法 《素问》:"中药者,泻之于内。"《儒门事亲》:"宿食在胃脘,皆可下之。"海派儿科推拿多用清大肠、搓脐、推下膀胱(推腹)、揉龟尾、推下七节骨。

(4)和法 《素问》:"凡阴阳之要,阳密乃固,两者不和,若春无秋,若冬无夏,因而和之,是谓圣度。"周于蕃曰:"揉以和之,常用和阴阳、推揉中脘、搓胁。"

(5)温法 《素问·至真要大论》:"寒者热之,劳者温之。"《素问·举痛论》:"寒气客于背俞之脉则脉泣,脉泣则血虚,血虚则痛,其俞注于心故相引而痛,按之则热气至,热气至则痛止矣。"海派儿科推拿用揉外劳宫、推三关、擦背俞、擦命门等法。

(6)清法 《素问·至真要大论》:"热者寒之。"《灵枢·刺节真邪篇》:"大热偏身,狂而妄见妄闻妄言,视足阳明及大络取之,虚者补之,血而实者泻之。因其偃卧,居其头前,以两手指按颈动脉,久持之,卷而切之,下至缺盆而复止。如前热去乃止,此所谓推而散之者也。"《幼幼集成·神奇外治法》:"清里法,小儿发热至二三日,邪已入里,或乳食停滞,内成郁热……以妇女乱发一团,蘸染蛋清,于小儿胃口拍之。寒天以火烘暖,不可冷用,自胸口拍至脐轮止。须拍半日之久。"海派儿科推拿常用清心经、清肝经、推天河水、推六腑、掐十王、推涌泉、推脊。

(7)补法 《素问·五常政大论》:"虚则补之。"《灵枢·官针篇》:"病者脉气少,当补之者,取之气锃针。"海派儿科推拿用补脾、补胃、推三关、揉中脘、揉关元、揉足三里、捏脊,阴虚还可用揉二马。

(8)消法 《素问·至真要大论》:"坚者削之,客者除之,劳者温之,结者散之,留者攻之。"海派儿科推拿用清胃经、揉板门、逆运内八卦、揉中脘、揉脐。

除以上八法之外,海派儿科推拿中提出"通法"一说,这不仅指推拿之防病治病,在很大程度上也反映了推拿能通行气血、通调脏腑、通经活络、通利筋骨。气血不通乃百病之源,气血不通则脏腑无以荣养,脏腑不调则百病生。《黄帝内经·太素》中指出:"人之食杂则寒温非理,故多得寒热之病,不劳则血气不通,故多得痿厥之病,故导引按跷则寒热咸和,血气流通。"清代著名医家叶天士说:"通则不痛,通字须究气血阴阳。"清代高世栻所著《医学真传》中指出:"夫通则不痛,理也,但通之之法,各有不同。调气以和血,调血以和气通也。上逆者,使之下行;中堵者,使之旁达,亦通也。虚者助之使通,寒者温之使通,无非通之之法也。若必以下泄为通,则安矣。"海派儿科推拿时用宣通肺气、开通心痹、通和脾胃、疏通肝气、通下水道、通关开窍等法。

5. 创新理念,力求唯实

小儿推拿中对一些操作方法概念不清且称谓较多,如十二手法、十三大手法(又称十三大手术)、复合手法等。这些不是指单一的操作手法,而是由几种操作手法组合而成,其又有不同于手法名加穴部名的操作名。诸如赤凤点头、苍龙摆尾、飞经走气等异于推拿操作名的称谓。在 20 世纪 70 年代我们对此加以整理,改称这些方法为复式操作法,这个概念为大多数人所接受。又如古法之膏摩,纵观文献记载,并非仅指一种剂型,其包括汤、散、丸、膏、油、水等,故而将之称为药摩。

小儿推拿特定穴其本身有点、线、面多种,本身包含有部位,如胁、腹等。一指禅推拿除推穴道、循经络之外,也重视手法在部位的应用。如《一指定禅》中就有"揉近处寻之""推近处寻之""推背腿上部""缠、揉胸部、背部""推胸背两部""揉头面部主之""揉胸前、膀前部""推脊背上部"。加之推拿手法操作实际接触仍是大大小小的部位,穴部推拿之概念,既区别于针刺又反映推拿实际。

二 海派儿科推拿之法

1. 以通为用,以通为补

治疗法则中有正治和反治,反治中之通因通用,实际就是指以通治通。海派儿科推拿中之通法不仅包含此意,还有正治的意味。这就是说通法当为正治,即塞者通之、瘀者通之、闭者通之。《素问》中说:"人之所有者血与气耳。五脏之道,皆出于经隧,以行血气。血气不和,百病乃变化而生,是故守经隧。"《景岳全书》中指出:"夫百病皆生于气,正以气之为用,无所不至。一有不调,则无所不病……按摩……可以调经络之气。"

人与自然是一个整体,人体本身就是一个小宇宙,作为物质形式存在的生命,其存在的形式是运动,停止了运动,生命也会终止,哲学家高度概括了生命的本质,提出生命的命题就是:生命在于运动。这与前人所说"流水不腐,户枢不蠹"的观点不谋而合。海派儿科推拿基于推拿有疏通经络、通行气血、通调脏腑之功用。推拿之"通"可以使气血流通、循环往复、生命不息,这也是海派儿科推拿所讲的"以通为补",清代医学家吴尚先也指出:"气血流通就是补。"

2. 痛则通,不痛则不通

"通"就是使不通变为通,不通则痛,不通则亡。原来常说的"不通则痛,通则不痛"即是指病痛的机理。海派小儿推拿提出的"通"不仅指临床治疗手法,更是"以痛为输"理念的延伸,对待痛的理解,而不局限于疼痛这一点,而泛指寒、热、张、弛、强、弱、胀、麻等种种异常感受。针对异常之处进行推拿,均可使之通。"不痛则不通"除了指不在痛处治疗就不能达到通的效果外,还指原来因为不通而麻木不仁等感觉障碍的恢复,说明"痛"为通的一种表现。

3. 民以食为天,人以胃为本

海派儿科推拿治病求本,以脾胃为要,《素问·天机真脏论》:"五脏者皆禀气于胃,胃者五脏之本也。"《素问·平人气象论》:"人以水谷为本,故人绝水谷而死,脉无胃气亦死。"《素问·经脉别论》:"饮入于胃游溢精气,上输于脾。"《灵枢·五味》:"胃者,五脏六腑之海也。水谷皆入于胃,胃为五脏六腑之海。"又说:"谷始入于胃,其精微者,先出于胃之两焦,以溉五脏,则别出两行营卫之道。"《灵枢·经脉篇》亦指出:"谷入于胃,脉道以通,血气乃行。"《灵枢·动输》:"胃为五脏六腑之海,其气清上注于肺,肺气从太阴而行之。"

孙思邈曾谓:"补肾不若补脾也。"张景岳也认为"安五脏即所以调脾胃"。

吴澄所著《不居集》中谈到:"故凡查病者,必先查脾胃强弱,治病者必先顾脾胃勇怯,脾胃无损。"

李东垣《脾胃论》中论及:"脾胃伤则元气衰,元气伤则人折寿。"还说:"人气以胃为本……调脾胃以安五脏。"

小儿脾常不足,加之生长发育较快,所需营养相对较多,小儿饥饱不知节制,喂养不当容易伤及脾胃。"饮食自倍,脾胃乃伤。"食积易导致许多病症,《医学入门》中论及:"咳因积食致痰,痰气冲荡胸腹部。"《脾胃论》中也说到:"脾虚肺最多病。"积食还可导致发热,《脉经》提到:"小儿有宿食,尝暮发热。"积食化火,火炎向上,可出现咽炎。再者积食也可影响睡眠"胃不和则卧不安",还有积食导致肠腑发热,伤食导致腹泻、消化不良,气血无以生化,等等,故海派儿科推拿临床上强调脾胃的调治。

海派儿科推拿扶正固本,重点在于脾胃。先天不足后天补,后天失衡调脾胃,临床上常用补脾经、揉扳门、揉腹、揉足三里、捏脊等。其中揉腹、捏脊之法又为海派儿科推拿特色之一。

4. 祛邪不忘扶正,扶正不忘祛邪

急则治其标,缓则治其本,标本兼治为常法。小儿具有"脏腑娇嫩、形气未充、生机蓬勃发育迅速；发病容易、易于传变、脏气清灵、易趋康复"之生理和病理特点。小儿出生后脏腑全而未壮，肺脾肾常处于不足，大多处于"本虚标实"的状态。因此，在祛邪时不忘扶正，以扶其正气，既能促其早日康复，又可增强祛邪之功效，对于小儿调理养生海派儿科推拿认为健脾十分有益。脾胃居于中焦，为人体气机升降出入之枢纽，"脾胃和，气血足，脏腑安"，"正气存内，邪不可干"。对于调理保健之患儿不忘询问其是否有变异之处，一旦有异，随即辅以祛邪，以防其变。

5. 筋骨并重，动静结合

《正骨心法要旨》："诚以手本血肉之体，其宛转运用之妙，可以一己之舒卷，高下疾徐，轻重开合，触达病者之血气凝滞，皮肉肿痛，筋骨挛折，与情志之苦欲也。"海派儿科推拿中时常对一些伤科病症（尤其是运动、神经系统损伤），强调先理筋、后整骨，筋骨并重、动静结合。如先用擦、揉、推、抹等手法理筋，再用按、摇、拨法予以整骨。

如一些病症经治疗则即刻见效，但容易反复。如寰枢关节半脱位，手法整复后，瞬间复原，为防其活动不慎而病情反复，则可以在整复后予以软固定，用丝巾包扎颈项部。再如指部腱鞘炎推拿松解之后，亦可用小木片包扎手指予以固定。

三　海派儿科推拿之术

1. 推拿十法，拓展临床

海派儿科推拿改传统小儿推拿八法（即按、摩、掐、揉、推、运、搓、摇）为推拿十法，即按、摩、捏、揉、推、拿、搓、摇、擦、擦。取一指禅推拿之按、摩、推、拿、搓、揉法；取擦法推拿之擦法；内功推拿之擦法；以及江浙沪地区民间小儿推拿之捏法。在传承的同时，根据小儿的特点，应用时时有变化，如在指揉法中变生出二指和三指揉的应用，对内功推拿之擦法亦时有变化，如改胸背横擦为直擦，改肾部之直擦为横擦。

原小儿推拿主治范围多局限为婴幼儿，海派儿科推拿使之真正成为儿科推拿，扩充了许多儿科之病症，如抽动症、臀肌挛缩、青少年脊柱侧弯，等等。

2. 柔和为贵，"巧"字为魂

小儿推拿为推拿的一个部分，其手法不离均匀、持久、柔和、有力、深透的要求。然而，针对小儿肌肤娇嫩的特点,在应用上又有不同的要求。海派儿科推拿在提出小儿推拿手法需轻快柔和平稳着实的基础上,进而提出"轻而不浮,重而不滞,快而不乱,慢而不断"的十六字诀,强调"意在手先","巧"字为魂,诚如《医宗金鉴》中所说:"一旦临证,机触于外,巧生于内,手随心转,法从手出。"

工欲善其事,必先利其器,为达到要求,在培训学生时往往沿袭一指禅推拿流派、滚法推拿流派手法练习之传统。十分重视一指禅推法、揉法、摩法、搓法及滚法功法的训练。禅是梵语"禅那"的简称,解释为静虑,因而一指禅也称一指定禅、一指静禅、一指禅功。通过一指禅推法等手法和功法的练习可以使施术者心身放松,用劲自然,对增加小儿推拿手法的功力非常有利。手法之轻重缓急,其关键在于坚持长期刻苦的训练和临床实践的应用,如此才能做到熟能生巧,运用自如;做到心手合一,心到、手到、功到。手法是有灵魂和情感的,你对它下了多少功夫,它就会对你有多少回报。

3. 穴部推拿,点面并重

海派儿科推拿强调穴部推拿,点面并重,指小儿推拿特定穴位有点、线、面之区别,操作时常以点带面,以面带点,如推膻中而合摩法;又如以面带点揉腹时侧重中脘、神阙、关元等穴位。

4. 复式操作,璇玑新开

复式操作法,在小儿推拿专著中,总达 30 余种,而海派儿科推拿仅选取数种。此外,还从其他儿科推拿著作中寻取,如"开璇玑法",此法出于《幼科集要》,然细加分析该法实为降逆平喘、消积导滞之良法,故习用之。同样,运土入水、运水入土并不是穴位,而是作为复式操作法用之。

5. 扶正养生,重在腹背

"不治已病治未病""未病先防,既病防病""善治者治皮毛""上工治未病"这些古训,只有在国泰民安时方能实现,海派儿科推拿历来重视小儿的推拿预防和养护。早在相关著作中就介绍有"养肺防感操""健脾助运操""补肾增智操"等,在《家庭儿科百病推拿图解》和《图解家庭按摩治疗·儿科病》中有 20 多种小儿亚健康的保健推拿方法。此外,海派儿科推拿对调理保健还侧重于五部,尤其是腹背部的操作。

一为头面部,头为诸阳之会,《灵枢》记载:"十二经脉三百六十五穴,其气血皆上于面而走空窍。"五官与五脏相通连,常用方法有摩面、刮眼眶、擦鼻、搓耳、梳头、拿风池(婴幼儿可用开天门、分推坎宫、摩顶、拿耳后高骨)。

二为胸腹部,《对时论》中说:"胸腹者,五脏六腑之宫城,阴阳气血之发源。"

胃为六腑之总司,以通为用,以降为顺,降则和,不降则滞,降则生化有源,不降则传化无由,壅而成病。脾胃居于中焦,为人体气机升降之枢纽,也是沟通上下焦之关键。中焦气通,则上下焦之气随之而动,升清而浊降。常用操作法有揉腹、摩腹、一指禅推腹。

三为手部,"小儿百脉汇于两掌"。手为手三阴经、手三阳经脉交汇之处。常用方法有干洗手、理指,婴幼儿可用补脾经、补肺经、补肾经、揉板门、摩手心等。

四为背部,督脉位于背脊中央为"阳脉之海",能总督诸阳。另外,督脉又前通任脉,与冲任同起胞中。因而在推拿中非常重视背部,特别是督脉。人体阳气是身体的第一道屏障,阳气盛衰直接影响人体的健康。《素问·生气通天论》中指出:"阴阳之要,阳密乃固……阳气者,若天与日,失其所,则折寿而不彰。"督脉又旁通足太阳膀胱经,五脏六腑气血输注之处。推拿背部经穴能扶阳通督,沟通阴阳,扶助阳气,扶正防邪。常用操作法有揉大椎、捏脊、按揉背俞穴。

五为足部,足为足三阴经、足三阳经脉交会之所,足底诸穴部又沟通全身,因而足部也是重点之一。常用捻足趾、理足背、揉足底、足浴等法。

四　儿科推拿基本知识

1. 应用对象

传统小儿推拿对象多为0~6岁婴幼儿,其效亦显,6岁以上则不尽如人意。海派儿科推拿传承一指禅推拿、㨰法推拿、内功推拿,从而使应用对象扩大为0~14岁。

2. 适应范围

海派儿科推拿除应用在传统小儿推拿手法之外,还汲取一指禅推拿之一指禅推法,以及㨰法推拿之㨰法、内功推拿之擦法。除应用小儿推拿之特定法外,还采用十四经等穴,从而大大扩大了适用范围,包括小儿内、外、伤、五官科等方面的疾病。海派儿科推拿在防治小儿病症中还辅之用药,限于篇幅,本书将不再赘述。

3. 推拿次数及时间

《幼科铁镜》中说:"手法推之数目,即一定之一岁三百,不可拘也。"《三字经》中有"大三万,小三千,婴三百,加减良"之说。现在书中介绍次数还常以婴儿为主,如推100~300次,拿、捏、抖、摇、搓、捏3~5次,揉30~100次,一指禅推、㨰、摩3~5分钟,擦至热。但均为约数,当视具体情况而有所变化,诚前人所说"不可拘也""加减良"。

一般而言,年长、体实者手法宜稍重、时稍长,年幼、体虚者手法宜稍轻、时稍短;手法功力深厚者,用时较短;反之,用时稍长。量变方至质变,用时过短难以达效,除去遣方用时之外,具体操作总约10分钟。但手法刺激时间过长、过量会降低穴部敏感度,反之则不足,太过与不足均不可取。

4. 何时推拿为佳

在小儿推拿临床中,就病症而言,当越早越好,提倡治未病,治"皮毛",就一些具体时间可以不拘。虽书中有"冬不按跷""若用推拿须下午,切莫在清晨""捏脊最好在清晨",如此种种不一而论。根据推拿实践并无大碍,关键在于手法操作时因人、因时、因地制宜。

5. 一般注意事项

(1)就诊环境,最好能适应儿童;

(2)要注意修剪指甲,不佩戴首饰,态度要和蔼可亲;

(3)治疗床、凳高低适宜;

(4)治疗枕套、床单要勤洗换,注意卫生;

(5)治疗体位尽量适应小儿,可抱、可坐、可卧;

(6)应常备介质,如葱姜水、冬青膏、凡士林、松花粉及自制摩膏或市售摩膏等;

(7)推拿前小儿不宜过饱,哭闹时可暂缓推拿,以防呕吐;

(8)皮肤感染、溃疡、骨折之处不宜直接操作。

6. 异常情况处理

(1)晕厥时可采用掐人中、十王等法使其苏醒;

(2)小儿推拿除应用刮(拧、刮)法使之见痧,一般不会出血。若出现局部红肿,可采用轻柔手法。急性软组织挫伤不得采用热敷,而应用冷敷。

第二章

儿科推拿常用手法

推拿手法以手和肢体动作为基础,但手和肢体的动作不等同于手法,所谓手法者,乃手之技法也,是指有特定要求的动作,需按规定训练,久而久之方能熟能生巧。

推拿手法为推拿之首务,对防治效果有十分重要的影响。推拿手法看似简单,但要达到规范,这要经过刻苦训练和实践。学习和提高推拿手法,可以说有三个阶段。初步学习时以摹仿为主,在手法动作上达到"形似";中级阶段要求做到手法正确和熟练应用,做到"神似",形变神不变;高级阶段则不仅要求手法形神兼备,更要求能变化出新,只有如此才能有所发展。手法的学习实际上也有一个继承和发扬的问题,没有传承就没有创新和发扬。

小儿推拿手法大多和成人相同,但在操作中有多种变化,小儿推拿与成人推拿相比,有时仅用某类中的一二种,如按法有指按、掌按、肘按,小儿临床中则多用指按,不用肘按;有的手法为小儿推拿所特有,如直推、旋推,一般在成人推拿中不用或少用。在具体运用时,应注意轻重、快慢、顺逆等要素。

一 海派儿科推拿十法

推 法

推法包括直推、旋推、分推、合推、运推、一指禅推六种。

1. 直推法

【操作方法】用拇指桡侧缘或螺纹面,或食指、中指螺纹面在穴部上做单方向的直线的推动,称为直推法。

【操作要领】

（1）直推时,手握拳伸直拇指,或伸直食、中两指。

（2）肩、肘、腕关节放松,用拇指做直推法时主要靠拇指的内收和外展活动,用食、中指做推法时主要靠肘关节的屈伸活动。

（3）直推可根据需要用双手或单手,可向上、向下推动,但无论向何方向都要行似直线。

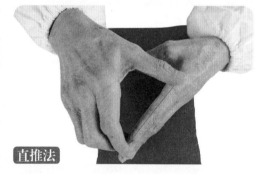

直推法

（4）直推用力较揉法轻,是在表皮进行操作,不要推挤皮下组织。

（5）直推的速度,每分钟250~300次。

（6）除一指禅推法外,直推法和其他几种推法,在施术时均应用指蘸取药汁。蘸取药汁时要干湿得宜,过干过湿均为不宜。

【临床运用】直推法常用于"线（带）"状穴部,如开天门、推天柱骨、推大肠、推三关等,具有通散之功。在成人推拿中也有指掌用力做直线推的手法,但用力较沉、较重、速度较缓。

2. 旋推法

【操作方法】用右手拇指螺纹面在穴部上做顺时针方向的旋转推摩,称旋推法。

【操作要领】

（1）旋推法,犹如用单指在皮表做摩法,不得带动皮下组织。

（2）速度较直推法缓慢,每分钟150~200次。

（3）推时仅靠拇指小幅度运动。

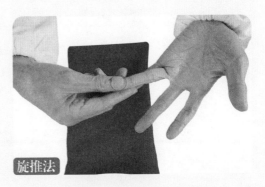

旋推法

【临床运用】旋推法主要用于手部"点(面)状"穴,如旋推脾经、肾经等,能通和脏腑。

3. 分推法

【操作方法】用双手拇指桡侧缘或螺纹面,或用双手食、中指螺纹面自穴位中间向两旁做分向推动称分推法,又称分法。

【操作要领】

（1）向两旁分推时,动作宜轻快,不要重推如抹法,也不要重按如捺法。

（2）向两旁分推时,既可横如直线,也可弯曲如弧线。

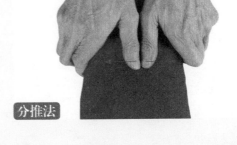

分推法

（3）向两旁分推如直线时速度宜较快,幅度较小,每分钟250~300次;分推如弧线时,幅度较大,每分钟约200次。

成人推拿也有以双掌在胸腹、腰背做分推的分推法,但用力较沉、较重、速度较缓。

【临床运用】本法轻快柔和,能通利气血,适用于坎宫、大横纹、胸、腹、背等,因向左右分向推动,故而这几种操作又分别称为分推额阴阳、分推手阴阳、分推胸阴阳、分推腹阴阳、分推背阴阳。

4. 合推法

【操作方法】用双手拇指桡侧缘自穴位两旁向中间推动合拢,称为合推法,又称合法。也可用拇、食指分别从穴之两端向中间相向而行。

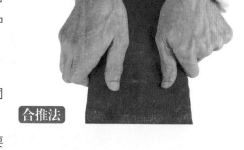

合推法

【操作要领】

（1）该法动作恰与分推法相反,不同的是仅有横向合推,无弧形合推。

（2）合推法动作幅度较小,推时不要向中间挤拢皮肤。

【临床应用】本法临床应用较少,仅用于合推大横纹,能理气血,因从左右两侧向中间合拢推动,故又称"合阴阳",可以通和阴阳。

5. 运推法

【操作方法】用拇指或中指,由此穴向彼穴做弧形或环形推动。本法原为"运法"之一种,因为其实际上也是用指进行推动,所以并入推法一起介绍。

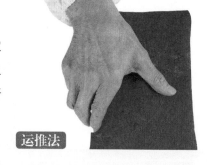

运推法

【操作要领】

（1）做运推法时,宜轻不宜重,是在表皮进行,不带动皮下组织。

（2）运推法宜缓不宜急,每分钟80~120次。

【临床运用】运推法有"往耳转为泻,往眼转为补"之说,如运太阳;有"左运止吐,右运止泻"之说,如运内劳宫;还有"左运汗,右运凉"之说;具有疏通气血之功。

6. 一指禅推法

【操作方法】手握空拳,拇指自然伸直,用大拇指指端螺纹面或偏锋着力于一定部位,通过腕关节的摆动带动拇指活动。

【**操作要领**】操作时要求做到沉肩（肩关节放松）、垂肘（肘部自然下垂）、悬腕（腕关节悬屈）、掌虚（手握空拳）、指实（拇指着力吸定）。一指禅推法每分钟操作 120~160 次。

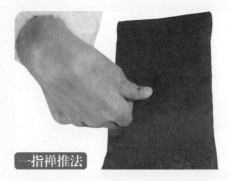

一指禅推法

【**临床运用**】一指禅推法为一指禅推拿流派的主要手法，适用于全身各穴部及经络、经筋，通常循经推穴，有"推穴道、走经络"之说，具有通经脉、行气血、调脏腑的功用。

　　临床上还有以拇指之间关节背侧着力做一指禅推法者，称为屈指推法，用于项部及骨缝小关节间及腹部。小儿推拿中常用拇指偏锋着力，推腹部时则可用拇指掌指关节着力，一指禅推胸背部常与摩法相配合。

拿 法

【**操作方法**】用拇指和食、中两指，或用大拇指和其余四指对称用力，提拿一定穴部和经筋，进行一紧一松的拿捏，称为拿法；或用中指指端扣拨某穴位，或用双手拇指指端对称用力按某穴部，或用一手拇、食指指端对称用力按压某穴部的方法亦称拿法。

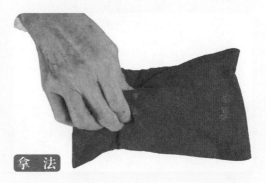

拿 法

【**操作要领**】拿法动作要缓和而有连贯性，不要断断续续，用力要由轻到重，不可突然用力。

【**临床运用**】拿法刺激较强，常配合其他手法使用于颈项、肩部、四肢和肌肉较丰满的穴部及经筋处，能发汗解表、止惊定搐，如治疗风寒感冒、惊风等，常用的操作法有拿肩井、拿风池、拿委中、拿承山等。此外，还有提神、通散、解痉的作用。

按法

【**操作方法**】用手指或手掌掌根或肘部按压一定部位或穴位,逐渐用力按压,按而留之,称为按法。小儿推拿常用拇指指端、螺纹面或中指指端、手掌按压。肘压法忌用。

【**操作要领**】

（1）拇指按：按压时握拳,并伸直拇指,用拇指指端或螺纹面按压。忌用双拇指重叠按法。

（2）中指按：按压时握拳,并伸直中指,用中指指端按压。

（3）掌按：按压时腕关节背屈,用右手掌心按压。可用双手分别按压,但忌用双掌重叠按法。

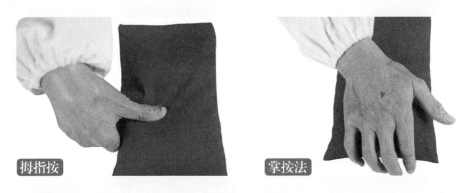

拇指按　　　　掌按法

【**临床运用**】按法是一种刺激较强的手法,也是用于穴部和经筋的常用手法。常与揉法结合应用,组成"按揉"复合手法。指按适用于全身穴位,如按丰隆、按揉脊柱。中指按天突时应随小儿呼吸出入,用以豁痰、催吐、利尿。指按为"以指代针"之法。按法还常和拨法结合应用,组成按拨法,常用于肌腱、经筋,以理筋通络。掌按法多用于背部,有整复关节的作用,按压时切忌用力过猛,还可用于腹部以止痛。

【操作方法】用手掌掌面或食、中、无名指指面附着于一定部位上,做环行的有节律的抚摩。指摩以腕关节为主摩动,掌摩则以腕关节连同前臂一起运动。以掌面着力者称掌摩,以指面着力者称指摩。

【操作要领】肘关节微屈,腕部放松,指掌自然伸直。指掌着力部要随着腕关节连同前臂做盘旋活动,用劲要自然。摩动时要缓和协调,每分钟速度约120次,指摩稍轻快,掌摩稍重缓。

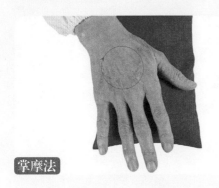

掌摩法

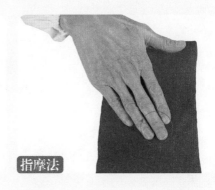

指摩法

【临床运用】本法刺激轻柔缓和,是胸腹、胁肋等穴部常用的手法。用以治疗脘腹疼痛、食积腹满、气滞及胸胁闷胀等症,具有宽胸理气、消积导滞、通调肠胃的功能。若用摩法时,摩至腹左侧时用手掌小鱼际侧着力,横向挪移至右侧,如此反复,又称"开合法",若摩至耻骨联合上方,用手掌小鱼际着力向上托举,则称为"托法",可增强掌摩之效力。应用摩法时可配合药物进行药摩。此外,摩法还用于腰背及软组织肿胀处,以消肿止痛。

捏 法

【操作方法】用手指捏拿肌肤,称捏法。用拇指桡侧缘顶住皮肤,食、中两指前按,三指同时用力提拿肌肤,双手交替捻动向前推行。这一种捏法是小儿推拿常用的方法,古称为拈法,早在晋代葛洪的《肘后备急方》中就有"拈取其脊骨皮"治疗卒腹痛的记载,江南民间该法又俗称"翻皮肤"。

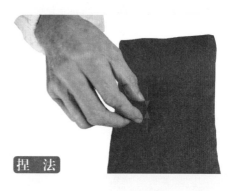

捏 法

【操作要领】

（1）捏拿肌肤不宜过多,也不宜过少。过多则不易向前推动,过少则皮肤较痛且容易滑脱。

（2）捏拿时手法不宜过重,也不宜过轻。过重则痛,过轻则不易"得气"。

（3）捏拿时不要拧转肌肤。

（4）操作时,当先捏提肌肤,再捻动、再推进,动作要协调。

【临床运用】捏法主要用于背脊部,故称为捏脊。又因主治疳积,所以又称为捏积。该法能够通调脏腑、强健身体,可防治多种病症。通常在应用时先抚摩小儿背部,放松其肌肤,缓和其情绪,然后捏脊,是由下向上而行。通常捏 3~5 遍,第 4 遍或第 6 遍时要行捏三提一法,即每捏 3 次,向上提拿 1 次,特别要强调的是,最后要按捏相应背俞穴。若捏 5 遍,则在第 6 遍时行捏三提一法,以此类推。捏法在成人推拿中,用于治疗内、妇科病症,通常也是由下而上行之,但在治疗高血压时则由上而下操作。

揉法

【操作方法】用手掌大鱼际、掌根或手指螺纹面,吸定于一定穴部上,做轻柔缓和回旋地揉动,称为揉法。操作时不要在体表移动,而应带动皮下组织。用手掌大鱼际揉称鱼际揉法,用掌根揉称掌根揉法,用手指揉称指揉法。指揉中仅用拇指或中指螺纹面者,称单指揉;用食、中两指同揉一处或分揉两穴者,称双指揉;用食、中、无名指三指同揉一处或分揉三穴者称为三指揉。双指揉和三指揉法是在指揉法的基础上变化的方法,可以同时用 2~3 穴,既能缩短治疗时间,还能取得预期效果。揉法在应用时可配以药物。

【操作要领】手腕放松,以腕关节连动前臂一起做回旋活动。腕部活动幅度可逐步扩大,动作要轻柔。一般每分钟揉 120~160 次为宜。

【临床运用】本法轻柔缓和,刺激量小,适用于全身各部。常用于穴部和经筋处,治疗脘腹胀痛、胸闷胁痛、便秘及泄泻等胃肠道疾病,以及因外伤引起的红肿疼痛等症。具有宽胸理气、通调经脉、活血祛瘀、消肿止痛的作用。

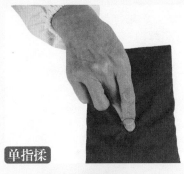

单指揉

鱼际揉常用于面部;单指揉常用于全身各穴部,双指揉和三指揉常用于胸、腹、腰背,如揉乳根、乳旁、肺俞(双)、肾俞(双)、天枢(双)等;掌揉常用于脘腹,如揉中脘、揉脐。

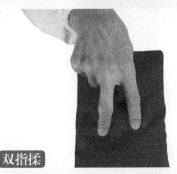

双指揉

搓法

【操作方法】用双手的掌面夹住或贴于某一穴部,相对用力做快速地搓转或搓摩、搓揉、搓捻,并同时做上下往返移动,称为搓法。用双掌面小鱼际夹住某部位做搓法,或用单掌贴于某部位做单向摩挲,也有以手指指面在小儿经穴上往来摩挲称之为搓的。小儿推拿中将手指的捻法,称为搓指。

【操作要领】双手用力要对称,搓动要快、移动要慢。搓法用于上肢时,要使患者上肢随手法略微转动;搓法用于腰背、胁肋时,主要是搓摩动作;若在脐部用手法来摩挲,则称为搓脐,用于肩关节时,则用双手掌根、小鱼际相对用力搓揉。

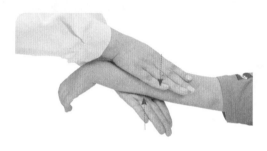

搓 法

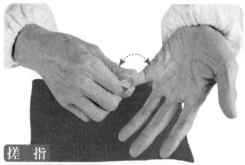

搓 指

【临床应用】

腰背、胁肋常用搓摩法,肩周常用搓揉法,四肢部常用搓转法,具有调和气血、疏通脉络、放松肌肉的作用。

摇法

【操作方法】用一手托(握、扶)住关节近端,另一手握(托)住关节远端两手协同用力做摇转运动,称为摇法。传统小儿推拿中所说的运法,除运推之外,也称摇动关节的手法为运法,如摇肘关节称"运肘"。

【操作要领】

(1)动作宜缓不宜急,宜轻不宜重,一定要稳。

(2)摇动关节的幅度宜先小后大,但是不得超越正常生理活动范围。配合扳法时动作要准,所谓准是强调定点定位,力求到位。

(3)摇动时,应注意病人疼痛的情况,不得强行施术。

【临床运用】本法是对关节做被动性活动的一种手法，可以通利关节，在应用时要视具体关节而变通，强调要顺势而为。小儿推拿临床常用于颈项、脊、肘、腕、髋、踝等关节。在摇关节时，可配合扳法，用以整复关节。

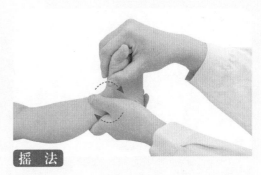

摇　法

【操作方法】手握空拳，用手背近小指侧部位或小指、无名指、中指的掌指关节突起处，附着于一定的部位，通过腕部的屈伸产生一种滚动运动而作用于人体。

【操作要领】操作时，肩部放松，肘关节屈曲140°左右，肘部与胸壁间隔约一拳距离，手指自然弯曲。每分钟 120~160 次，压力要均匀，着力点不能有摩擦和跳动。

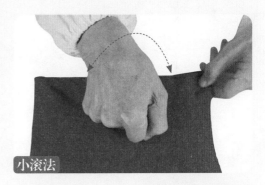

小滚法

【临床运用】攘法可用于颈项部、腰背部和四肢等穴部和经筋处，能通行经脉气血，常用于运动系统与神经系统的疾病。临床上一般以掌背尺侧部着力的攘法为主，如果操作部位肌肉丰厚或张力较高，可用以掌指关节着力的攘法，操作时，以腕关节的屈伸运动为主，手法刚劲有力。

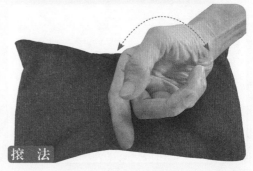

攘　法

　　在一指禅推拿中有以指间关节（食、中、无名、小指）着力的滚动称为滚法，又称为小滚法，此法较轻柔，多用于头顶部，小儿推拿中则用此种方法于腰背部及四肢为多。

――――――――――――――――

　　编者注：攘，《康熙字典》："转也。"攘法在中医教科书中常作"滚法"，作者习用攘法作为本派小儿推拿的常用手法之一。另外，为了以示区别，作者将一指禅推拿手法中所述以指间关节着力的滚动称为小滚法。

擦法

【操作方法】用手掌面、鱼际或食、中、无名
指指面着力于一定的部位上,进行直线来回
摩擦,称为擦法。

（1）掌擦法:用掌面进行操作的称为
掌擦法。

（2）鱼际擦法:用鱼际进行操作的称
为鱼际擦法。

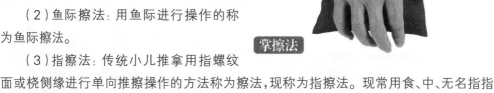
掌擦法

（3）指擦法:传统小儿推拿用指螺纹
面或桡侧缘进行单向推擦操作的方法称为擦法,现称为指擦法。现常用食、中、无名指指
面进行直擦。

【操作要领】

（1）擦时不论是上下方向或左右方向,都应直线往返,不可歪斜,往返距离要长。

（2）着力部位要紧贴皮肤,但不要硬用压力,以免擦破皮肤。

（3）用力要稳,动作要均匀连续,呼吸自然、不可屏气。一般先慢后快,每分钟
100~120次。

【临床运用】本法是一种柔和温热的刺激,是用于皮部的常用手法,具有温经通络、行气活
血、消肿止痛、健脾和胃等功效,能提高局部体温、扩张血管、加速血液循环。其中掌擦法
的温热度较低,多用于胸胁及腹部,对于脾胃虚寒引起的脘腹疼痛及消化不良等症,常用
本法治疗;小鱼际擦法的温热度较高,多用于肩井、腰臀及下肢部,肢体麻木、伤筋等常用
本法;大鱼际擦法的温热度中等,在胸腹、腰背、四肢等处均可应用,适宜于治疗外伤红
肿、疼痛剧烈者。

三指擦法是根据内功推拿中掌擦法变通而来的一种小儿推拿手法。掌擦法在成人推
拿中多用于胸背,且横向操作。而小儿身躯弱小,用掌擦法则不便着力,用三指擦法纵向
操作,既便于临床应用,又不失其效,如擦膻中、擦肺俞。擦腰部时则可用小鱼际着力,做
横向摩擦。

擦法使用时要注意:

（1）治疗部位要暴露,并涂抹润滑的药物,既可防止破损皮肤,又可增高局部温度及效果。

（2）擦法使用后,不要在该部使用其他手法,否则容易破损皮肤,一般在治疗结束前
使用擦法。

小儿推拿临床所用手法,实际上不止上述十种,如按法中提到的拨法,以及后面提到
的掐法、旋转复位法等,上述十种仅是常用的主要方法。

二　药摩法

在小儿推拿中,历来注意配合用药。一是因为小儿肌肤娇嫩,辅之以药,可以润肌肤,防破损,《厘正按摩要术》中也指出"凡用推必蘸汤以施之";二是可以借助手法,使药力渗透,手法和药物二者相得益彰,增强疗效。诚如《圣济总录》中所说:"则摩之用药,又不可不知。"

然而,在现今临床中,推拿配合用药并不太多,品种也少,这是因为制一种膏剂,量不可能很少,若制剂量多,则可用多时,但不宜存放。小儿推拿药摩中,常用的有葱姜水、冬青膏、松花粉(或爽身粉)、山茶油等。可用市售按摩成药以代之,或者制一底膏,然后视病症而加入相应粉剂调和后用之。

另外,临床中还可以用酒、蛋清,寒证用温水,热证用凉水。

表 2-1　常用药摩方简表

方名	组成	主治
治千金方 (《武威汉代医简》)	蜀椒、芎䓖、白芷、附子	喉痹、咽干
马膏(《内经》)	马脂	口眼歪斜
头风摩散 (《金匮要略》)	大附子、盐	头痛
丹参膏 (《肘后备急方》)	莽藋、莽草叶、踯躅花、秦艽、独活、乌头、川椒、连翘、桑白皮、牛膝、丹参	伤寒时行贼风、恶气、喉痹、瘰疬、瘾疹
除热丹参赤膏 (《备急千金要方》)	丹参、雷丸、芒硝、戎盐、大黄	内心腹热
五物甘草生摩膏 (《备急千金要方》)	甘草、防风、雷丸、白术、桔梗	感冒、惊风
赤膏 (《备急千金要方》)	桂心、大黄、白术、细辛、芎䓖、干姜、丹参、蜀椒、巴豆、附子	耳聋、齿痛
青膏 (《备急千金要方》)	当归、芎䓖、蜀椒、白芷、吴茱萸、附子、乌头、莽草	伤寒、头痛项强、四肢烦疼

方名	组成	主治
黄膏 (《备急千金要方》)	大黄、附子、细辛、干姜、蜀椒、桂心、巴豆	伤寒、头痛、项强
白膏 (《备急千金要方》)	天雄、乌头、莽草、羊踯躅	伤寒、头痛
五香麻黄汤 (《备急千金要方》)	麝香、熏陆香、鸡舌香、沉香、青木香、麻黄、防风、独活、秦艽、葳蕤、甘草、白薇、枳实	伤寒、瘫痪
犀角朱沥膏 (《外台秘要》)	犀角、升麻、蒴藋根、秦艽、独活、白及、菊花、白术、防己、白芷、当归、防风、芎䓖、青木香、寒水石、苦参、漏芦根、蒺藜子、莽草、枳实、竹沥、吴茱萸	头项强痛、热毒疮痒
摩顶立成膏 (《圣济总录》)	青莲花、青黛、龙脑、石膏、麝香、硝石、盐硝、凝水石、桑寄生、莲子草、白杨木皮	热毒生疮、目暗赤痛
小朱散 (《圣济总录》)	赤土、当归	风瘾疹、心腹痛、痰哕、麻痹、筋脉不仁
摩顶膏 (《普济方》)	羊髓、当归、细辛、白芷、木通	鼻塞脑闷、不乳
大黄膏 (《普济方》)	川大黄、雄黄、丹参、黄芩、生商陆、雷丸、附子	痈证
雷丸膏 (《普济方》)	雷丸、甘草、莽草、升麻、防风、桔梗、白术	痈证、伤寒
丹参摩膏 (《普济方》)	丹参、雷丸	惊痫、发热
升麻膏 (《证治准绳》)	川升麻、犀角屑、射干、赤芍、玄参、黄芩、栀仁、川大黄、大青、羚羊角屑、生地	头面身体赤毒
推拿摩擦肩方 (《一指阳春》)	防风、荆芥、细辛、香附、广木香、石菖蒲根、牙皂、丁香、生半夏、不食草	小儿不拘症
葱姜汁	葱白、姜片以75%乙醇浸泡	小儿内科杂症
冬青膏	冬绿油、薄荷、医用凡士林	伤科病症

扫描二维码,视频同步看

第三章

儿科推拿常用穴部

小儿推拿特定穴之名称与经穴不尽相同,有些名称虽与经穴不同,但其位置恰相仿。小儿推拿穴部,除应用"经络穴位""经外奇穴""阿是穴""经验穴"以外,尚有许多专门的特定穴部。

传统小儿推拿特定穴位的表面形态不仅有在肌肉纹理、节解、缝会、宛陷之中的点状,如"小天心"等;还有从某点至另一点的线(带)状,如"三关""六腑"等,以及面状,如"胁""腹"等;在穴位分布上,多数分布在上肢,特别是以双手居多,其次为头面,再次为胸腹、腰背、下肢;在理论上不限于"经络学说",取穴也用同身寸法。在临床操作时,通常按头面、上肢、胸腹、腰背、下肢进行。

之所以将小儿推拿穴位称之为"穴部",不只是因为其有点、线、面状,更重要的是因为推拿以手进行操作,实际上刺激的是大小不同的部位,完全不同于针刺之"点"状。

小儿推拿操作在处方中,常用"处方名",所谓处方名是指操作名加穴部名,如用推法于大肠穴,即称之为推大肠。亦有根据效用称谓的,如补大肠或清大肠等。

一 头面颈项部

头顶

【位置】头顶正中两耳尖连线中点,又称百会。

【操作】一指禅推或指揉、指摩、指按。

【主治】寐不安、头痛、昏厥、脱肛。

【应用】推、按、揉百会可醒脑、升阳,摩之则可防风寒。

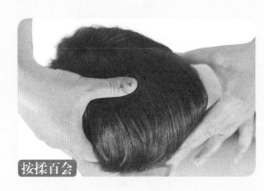

准确
定位 →

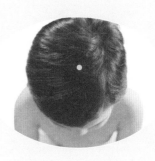

耳风门

【位置】在耳屏上切迹之前方与下颌状突稍上方之凹陷处,开口取之,又称耳门。

【操作】拇指或中指按或揉。

【主治】耳鸣。

【应用】耳风门穴即手少阳三焦经之耳门穴,为与背部风门穴相区别,此处称耳风门。临床中除用本穴治疗耳鸣外,还用作望诊。色黑为寒为疝,色青为燥为风。

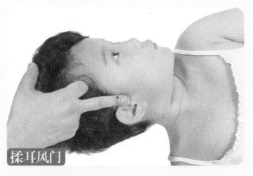

准确
定位 →

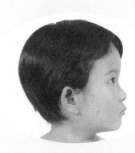

囟门

【位置】发际正中直上,百会前骨陷中。

【操作】两手扶小儿头,两拇指自前发际向该穴轮换推之(囟门未合时,仅推至边缘),称推囟门。拇指端轻揉本穴,或用指摩本穴,称揉囟门或摩囟门。

【主治】鼻塞不通、头痛、惊风。

【应用】推、揉囟门能镇惊安神通窍。多用于头痛、惊风、鼻塞等症。正常儿前囟门在生后 12~18 个月闭合,故临床操作时需注意,不可用力按压。囟门处可用指摩法,摩时常蘸药,以祛寒。

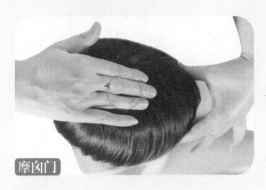
摩囟门

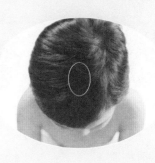
准确定位

天庭

【位置】头部正中线,入前发际 0.5 寸,又称神庭。

【操作】用拇指甲掐,或一指禅推法或指揉法。

【主治】眼病、口眼歪斜。

【应用】掐天庭、承浆穴,治惊风;揉、推天庭能祛风明目,治目赤痛、口眼歪斜等,若此处青暗色主惊风,红则主内热。

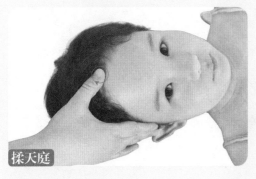
揉天庭

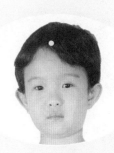
准确定位

天心

【位置】前额正中,眉心至前发际正中之中点。

【操作】用指揉、鱼际擦或一指禅推法。

【主治】感冒、头痛。

【应用】一指禅推天心当用拇指偏峰,推、揉天心可醒脑祛风。

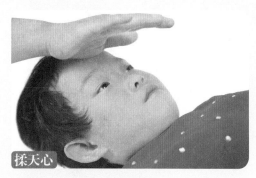

揉天心

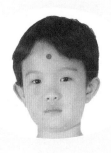

准确
定位

天门

【位置】眉心至前发际成一直线。

【操作】两拇指自下而上的交替直推,称开天门。若用两拇指自下而上交替推至囟门为
大开天门。

【主治】头痛、感冒、发热。

【应用】开天门能疏风解表,开窍醒脑,镇静安神。用于外感发热、头痛等症,多与推坎宫、
揉太阳等合用;若惊惕不安、烦躁不宁多与清肝经、按揉百会等合用。

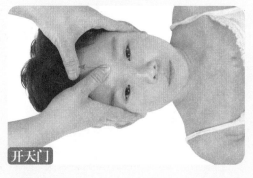

开天门

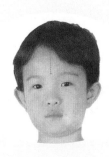

准确
定位

眉 心

【位置】两眉内侧端连线的中点处,又称印堂。

【操作】拇指掐、一指禅推或指揉。

【主治】惊风、头痛、鼻塞、不寐。

【应用】掐眉心能镇惊清热,主要用于慢惊风,一指禅推或指揉可用于安神醒脑、通窍。
见此处青色主惊。

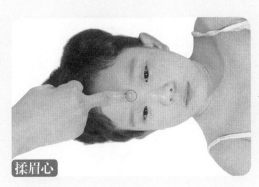
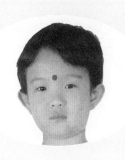

揉眉心

准确
定位

井 灶

【位置】鼻梁两侧。

【操作】自上而下直推该处,称洗井灶。

【主治】鼻塞不通。

【应用】用葱姜水推该处,治鼻塞不通、流涕。用食、中指指端揉两鼻孔下缘称黄蜂入洞。

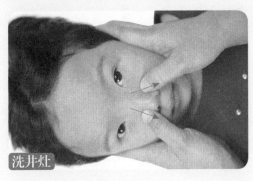
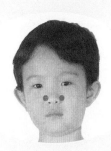

洗井灶

准确
定位

坎宫

【位置】自眉心起沿眉向眉梢成一横线。

【操作】两拇指自眉头向眉梢分推,称推坎宫,亦称分推额阴阳。

【主治】外感发热,惊风。

【应用】推坎宫能疏风解表,醒脑明目,止头痛。用于外感发热、头痛,多与开天门、揉太阳等合用；若用于治疗目赤痛,多和清肝经、掐揉小天心、清天河水等合用。

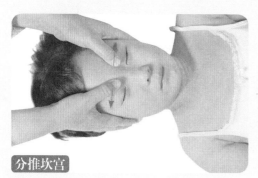

分推坎宫

准确
定位 →

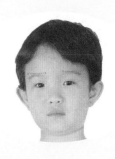

山根

【位置】两目内眦连线之中,鼻根低洼处。

【操作】拇指甲掐、拇指端按揉。

【主治】惊风,抽搐。

【应用】①本穴和延年、准头等穴常用于诊断。如见山根处青筋暴露为脾胃虚寒或惊风。

②掐山根有开关窍、醒目安神的作用,用于惊风、昏迷、抽搐,多与掐人中、掐老龙等合用。按揉山根可用于厌食、脾胃虚寒、慢惊风。

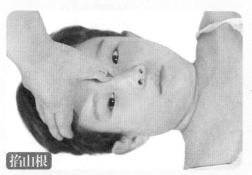

掐山根

准确
定位 →

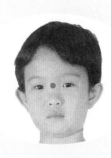

桥弓

【位置】自耳后翳风至缺盆成一斜线。

【操作】用拇指指腹自上而下推抹；或用拇、食、中指三指拿捏；或用食、中、无名指揉。

【主治】肌性斜颈，发热。

【应用】抹桥弓能行气活血，拿桥弓能软坚消肿，揉桥弓可舒筋通络。三法配合用于治疗小儿先天性肌性斜颈。自耳后沿颈动脉前缘向缺盆处直推可退热。桥弓穴一名取之内功推拿流派抹桥弓法。

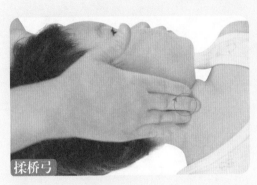
揉桥弓

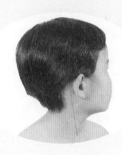
准确定位

牙关

【位置】耳下1寸，下颌骨陷中，又称颊车。

【操作】拇指按或中指揉。

【主治】牙关紧闭，口眼歪斜。

【应用】按牙关主要用于牙关紧闭；若口眼歪斜，则多用揉牙关。

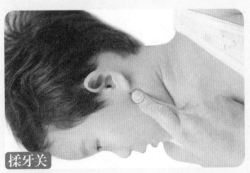
揉牙关

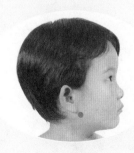
准确定位

高 骨

【位置】耳后发际乳突突起处，又称耳后高骨、耳背高骨，或指乳突后缘下陷中。

【操作】用两拇指分别运推耳后高骨处，称运耳后高骨，或用拇指或中指揉耳后高骨下凹陷中。

【主治】头痛、烦躁不安、惊风。

【应用】运耳后高骨可疏风解表，治感冒头痛，多与推攒竹、推坎宫、揉太阳等合用。揉耳后高骨能安神除烦，治神昏烦躁等症。此穴本意当在耳后乳突突起处，故称为高骨。

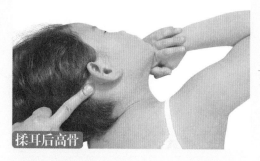

揉耳后高骨

准确
定位→

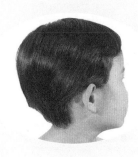

天 柱 骨

【位置】颈后发际正中至大椎穴成一直线。

【操作】用拇指或食、中指自上向下直推，称推天柱骨，或用汤匙边蘸油自上而下刮。

【主治】项强、发热、惊风、呕吐。

【应用】推、刮天柱骨能降逆止呕，祛风清热，主要治疗呕吐、恶心和外感发热、项强等症。治疗呕恶多与横纹推向板门、揉中脘等合用；治疗外感发热、颈项强痛等症多与拿风池、掐揉二扇门等同用。小儿用刮法时可在被刮处先垫一层绢绸之物再刮，以防破损皮肤。

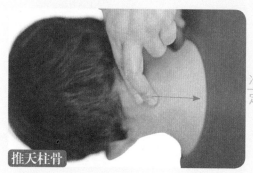

推天柱骨

准确
定位→

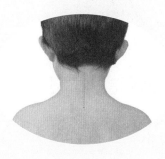

颈夹脊

【位置】颈椎旁开 0.5 寸。

【操作】三指拿，一指禅推或揉。

【主治】近视、头痛、项强。

【应用】推揉颈夹脊能解痉松肌，拿捏则能祛风明目。

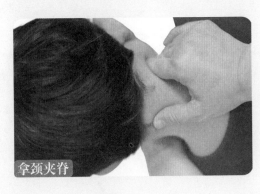

拿颈夹脊

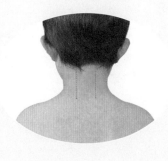

准确定位

二 上肢部

肾纹

【位置】手掌面小指第二指间关节横纹处。

【操作】中指或拇指端按揉。

【主治】目赤、鹅口疮、热毒内陷等。

【应用】揉肾纹能祛风明目，散瘀结。用于目赤肿痛或热毒内陷，瘀结不散所致的高热、呼吸气凉、手足逆冷等症。

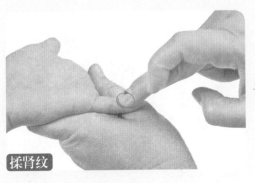

揉肾纹

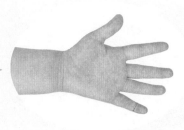

准确定位

肾经

【位置】小指螺纹面。

【操作】直推或旋推。通常以旋推为补，向指根方向直推为清，称补肾经或清肾经。

【主治】尿多、盗汗、潮热。

【应用】①补肾经能补肾益脑，滋阴柔肝，助生长发育。用于先天不足、久病体虚、肾虚久泻、多尿、遗尿、虚汗喘息等症。

②清肾经能清利下焦湿热。用于膀胱经热、小便黄短等症。临床上肾经穴一般不用清法，需用清法时，也多以清小肠代之。

③自小指根下，沿手掌边缘运推至大指根，称运水入土，治脾虚。

④在小指根下，运推至手心做捞起状，称水底捞月，边运推边向手心吹送凉气，可治高热、神昏、目赤、衄血。

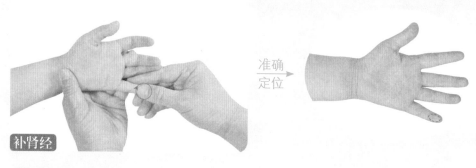

准确定位

补肾经

肾顶

【位置】小指顶端。

【操作】以中指或拇指端掐揉。

【主治】自汗、盗汗、解颅。

【应用】掐揉肾顶能收敛元气、固表止汗，常用于自汗、盗汗。

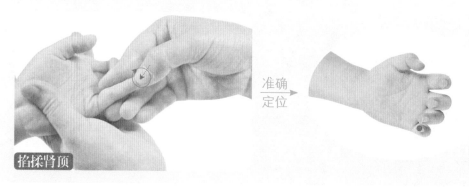

准确定位

掐揉肾顶

脾　经

【位置】拇指螺纹面。

【操作】旋推或向指根直推,称推脾土。通常以旋推为补,直推为清,称补脾土或清脾土,又称补脾经或清脾经。

【主治】厌食、泄泻、呕吐、疳积、痰饮、自汗、湿疹、不寐、溲少等。

【应用】①补脾经能健脾胃,补气血,扶正祛邪。用于脾胃虚弱、气血不足而引起的食欲不振、肌肉消瘦、消化不良、神志不安、肺虚作喘等症。

②清脾经能清热利湿,化痰止呕。用于湿热熏蒸、皮肤发黄、恶心呕吐、腹泻痢疾、斑疹、肺热咳嗽等症。

③小儿脾胃薄弱,不宜攻伐太甚,在一般情况下,脾经穴多用补法,体壮邪实者方能用清法。

④小儿体虚,正气不足,患斑疹热病时,推补本穴,可使隐疹透出,但手法宜快,用力宜重。

⑤自大指根下,沿手掌边缘运推至小指根,称运土入水,治肾虚。

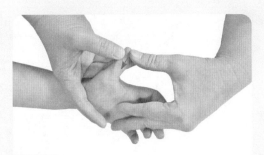

清脾经

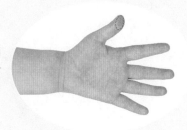

准确
定位

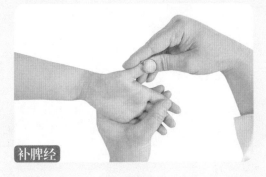

补脾经

心经

【位置】中指螺纹面。

【操作】直推、旋推，或掐法。旋推为补，向指根方向直推为清，掐法用于急救，称补心经或清心经。

【主治】身热无汗、高热神昏、烦躁。

【应用】①清心经能清热退心火。常用于心火旺盛而引起的面赤口疮、小便黄短等，多与清天河水、清小肠等合用。高热神昏可用掐法，以泻心火。此外，掐法还用于惊风。

②本穴宜清不宜补，以防引动心火。若气血不足而见心烦不安、睡卧露睛等症，需用补法时，可补后加清，或以补肾经代之。

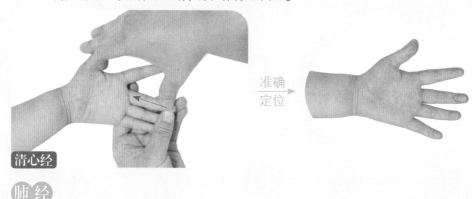

准确
定位

清心经

肺经

【位置】无名指螺纹面。

【操作】旋推或向指根方向直推。通常以旋推为补，直推为清，称补肺经或清肺经，又称补肺金或清肺金。

【主治】胸闷、咳喘、咽痛、湿疹。

【应用】①补肺经能敛肺滋肾，生津止汗。用于久咳虚喘、汗出气短等肺经虚寒证。

②清肺经能宣肺清热，疏风解表，利水消肿。用于感冒发热及肺热咳喘、痰鸣、小便不利等肺经实热证。

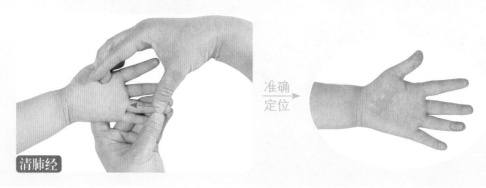

准确
定位

清肺经

肝经

【位置】食指螺纹面。

【操作】旋推或向指根方向直推,或用掐法。通常以旋推为补,直推为清,称补肝经或清肝经,又称补肝木或清肝木。

【主治】烦躁不安、惊风、新生儿黄疸。

【应用】①清肝经能平肝清火,熄风镇惊,解郁除烦。常用于惊风、抽搐、烦躁不安、五心烦热等症。掐法可以泻肝火,用于惊风。

②肝经宜清不宜补,若肝虚应补时则需补后加清,或以补肾经代之,以水涵木,滋肾养肝。

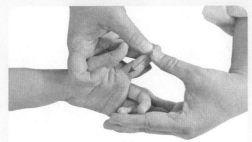

清肝经

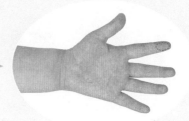

准确定位

一窝风

【位置】屈腕,手背掌根中凹陷处,在阳池稍上处,又称外一窝风。

【操作】用指端揉。

【主治】无汗、惊风、腹痛、肠鸣、腕关节痛。

【应用】揉一窝风能温中行气、止痹痛、利关节。常用于受寒、食积等原因引起的腹痛等症,多与拿肚角、推三关、揉中脘等合用。本法亦能发散风寒、宣通表里,对寒滞经络引起的痹痛或风寒感冒等症也有效。

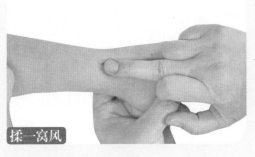

揉一窝风

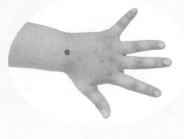

准确定位

四横纹

【位置】掌面食、中、无名、小指等第一指间关节横纹处。

【操作】拇指甲掐,称掐四横纹;或将患儿四指并拢,医者用拇指由其食指中节横纹处推向小指中节横纹;或用中指端揉。

【主治】惊风、气喘、腹痛。

【应用】本穴掐之能退热除烦,散瘀结;推之能调中行气,和气血,消胀满。临床上多用于疳积、腹胀、气血不和、消化不良等症,常与补脾经、揉中脘等合用,也可用毫针或三棱针点刺本穴出血以治疗疳积。

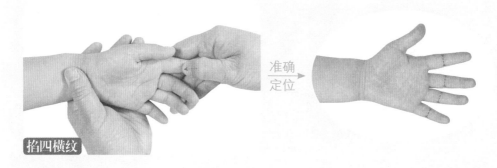

掐四横纹　准确定位

小横纹

【位置】掌面食、中、无名、小指掌指关节横纹处。

【操作】拇指甲掐,或用拇指侧推。

【主治】发热、烦躁、腹胀。

【应用】推、掐本穴能退热、消胀、散结,主要用于脾胃热结、口唇破烂及腹胀等症。临床上还用推小横纹治疗肺部干性啰音。

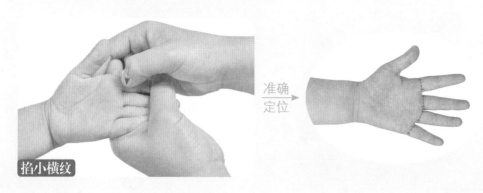

掐小横纹　准确定位

掌小横纹

【位置】掌面小指根下,掌纹尺侧头。

【操作】中指或拇指端按揉。

【主治】痰热咳嗽、口舌生疮、顿咳流涎等。

【应用】揉掌小横纹能清热散结,宽胸宣肺,化痰止咳。用于喘咳、口舌生疮等,为治疗百
　　　　日咳、肺炎的要穴。临床上用揉掌小横纹治疗肺部湿性啰音,有一定的疗效。

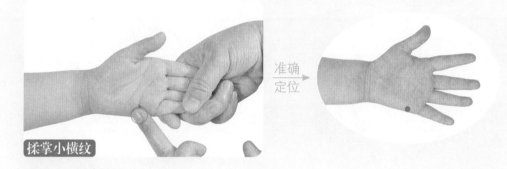

准确
定位

揉掌小横纹

大 肠

【位置】食指桡侧缘,自食指尖至虎口成一直线。

【操作】从食指尖直推向虎口或者反之。通常以向上推为补(指尖到虎口),向下推为清,
　　　　称补大肠或清大肠。自食指命关推向虎口,再掐揉虎口处,称天门入虎口。

【主治】便秘、泄泻、脱肛、脘腹冷痛。

【应用】①补大肠能涩肠固脱,温肺化痰,温中散寒。用于脾虚吐泻、腹痛便溏、脱肛。

　　　　②清大肠能清利肠腑,除湿热,导积滞。多用于湿热、积食滞留肠道、身热腹痛、
　　　　痢下赤白、大便秘结等症。

　　　　③本穴又称指三关,尚可用于诊断。

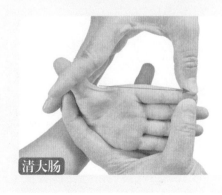

准确
定位

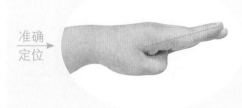

清大肠

小肠

【位置】小指尺侧边缘,自指尖到指根成一直线。

【操作】从指尖直推向指根或反之。通常以向上推(指尖到指根)为补,向下推为清,称补小肠或清小肠。

【主治】遗尿、尿闭、发热。

【应用】清小肠能清利下焦湿热,泌清别浊,多用于小便黄短不利、尿闭、水泻等症。若心经有热,移热于小肠,以本法配合清天河水,能加强清热利尿的作用。若属下焦虚寒,多尿、遗尿则宜用补小肠。

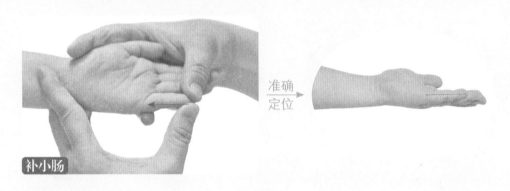

准确
定位

补小肠

仙手

【位置】桡骨茎突上方,腕横纹上 1.5 寸处,又称列缺。

【操作】拇、食二指相对用力拿该处。

【主治】感冒、无汗、咳嗽、惊风。

【应用】拿仙手能发汗、省人事,治风寒感冒、惊风。

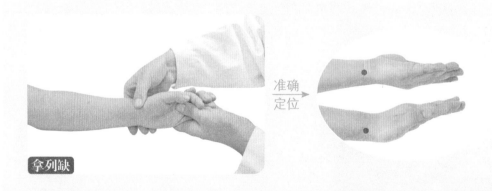

准确
定位

拿列缺

【位置】拇指掌面近掌端第一节。

【操作】旋推为补，称补胃经；向指根方向直推为清，称清胃经。补胃经和清胃经统称推胃经。

【主治】呕恶嗳气、烦渴善饥、食欲不振、吐血、呕血等。

【应用】①清胃经能清中焦湿热，和胃降逆，泻胃火，除烦止渴。亦可用于胃火上亢引起的出血等症。临床上多与清脾经、推天柱骨、横纹推向板门等合用，治疗脾胃湿热，或胃气不和所引起的上逆呕恶等症；若胃肠实热、脘腹胀满、发热烦渴、便秘纳呆，多与清大肠、推六腑、揉天枢、推下七节骨等合用。

②补胃经能健脾胃、助运化，临床上常与补脾经、揉中脘、摩腹、按揉足三里等合用，治疗脾胃虚弱、消化不良、纳呆腹胀等症。

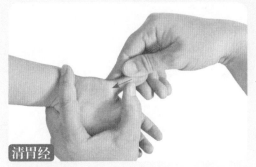

准确定位

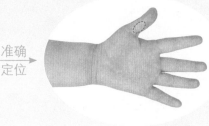

清胃经

【位置】手掌中心，又称内劳宫。

【操作】中指或拇指端揉，或沿掌心运推。

【主治】少汗或无汗。

【应用】掌心属火，揉之发汗，运之能清热。

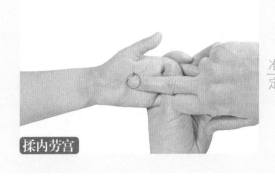

准确定位

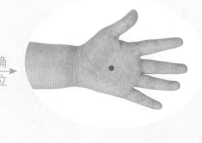

揉内劳宫

虎 口

【位置】手背第一、第二掌骨之中，合并时隆起处。

【操作】用拇、食指相对用力拿捏，或用拇指端按压第二掌骨内侧缘。

【主治】感冒、头痛、咽喉痛、口眼歪斜。

【应用】拿虎口能祛风清热、解表镇痛。

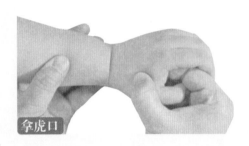
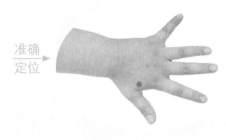

准确定位

拿虎口

小 天 心

【位置】手掌大小鱼际交接处凹陷中。

【操作】用拇指甲掐或中指揉。

【主治】惊风、神昏、寐差、心悸。

【应用】①揉小天心能清热、安神、利尿、明目。用于心经有热而致目赤肿痛、口舌生疮、惊惕不安；或心经有热，移热于小肠而见小便短赤等症。此外对新生儿硬皮症、黄疸、遗尿、水肿、疮疖、痘疹欲出不透亦有效。

②掐小天心能镇惊熄风。用于惊风抽搐、夜啼、惊惕不安等症。若见惊风眼翻、斜视，可配合掐老龙、掐人中、清肝经等合用。

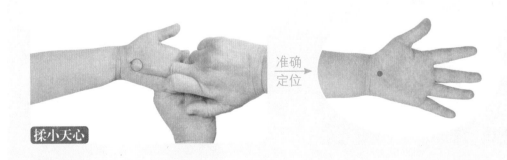

准确定位

揉小天心

内八卦

【位置】掌心四周,通常以内劳宫为圆心,以内劳宫至中指根横纹的 2/3 为半径做圆,内
　　　　八卦分布在该圆上。

【操作】用拇指或中指做运法,或掐法。

【主治】胸闷气逆、泄泻、呕吐。

【应用】运内八卦能宽胸利膈,理气化痰,行滞消食。顺运止泻,逆运止吐。用于痰结喘
　　　　咳、乳食内伤、胸闷、腹胀、呕吐及泄泻等症,多与推脾经、推肺经、揉板门、揉中
　　　　脘等合用。运时,通常用左拇指盖住离宫。

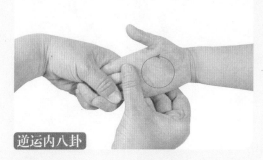 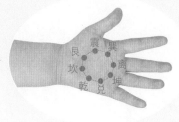

准确定位

逆运内八卦

总筋

【位置】掌后腕横纹中点,又称内一窝风。

【操作】用拇指端按揉或用拇指甲掐。

【主治】外感内伤。

【应用】掐总筋能清热散结,揉总筋能通调周身气机。掐总筋多与清天河水、清心经配
　　　　合使用,治疗口舌生疮、潮热、夜啼等实热证,治疗惊风抽擎也常用掐法,掐时手
　　　　法宜快,并稍用力。

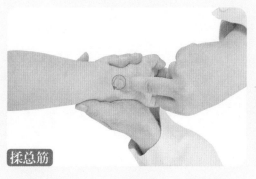 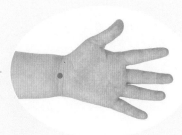

准确定位

揉总筋

端正

【位置】中指甲根两侧近中指第二指间关节赤白肉际处,桡侧称左端正,尺侧称右端正。

【操作】用拇、食指甲对掐或拇、食指螺纹面对揉。

【主治】鼻衄、惊风、呕吐、泄泻。

【应用】①揉右端正能降逆止呕,主要用于胃气上逆引起的恶心呕吐等症;揉左端正功能升提,主要用于水泻、痢疾等症。

②掐端正多用于治疗小儿惊风,常与掐老龙、清肝经等配合。本穴对治鼻衄有效,方法是用细绳在中指第三节横纹处进行绕扎(不可太紧),扎好后患儿静卧即可。

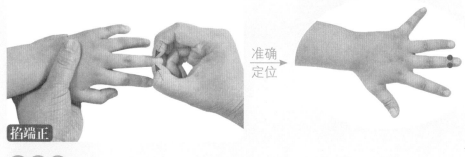

掐端正　　准确定位

五指节

【位置】在掌背五指中节(第一指间关节)。

【操作】用拇指甲掐,或用拇、食指搓揉。

【主治】惊风、吐涎、指间关节屈伸不利。

【应用】掐揉五指节能熄风镇惊,祛风痰,通关窍。掐五指节主要用于惊惕不安、惊痫等症,多与清肝经、掐老龙等合用;揉五指节主要用于胸闷、痰喘、咳嗽等症,多与运内八卦、推揉膻中等合用。搓揉五指节还用于指间关节屈伸不利。

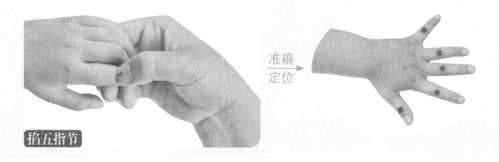

掐五指节　　准确定位

二扇门

【位置】掌背食指与中指,及中指与无名指指根交接处。

【操作】拇指甲掐,或用拇指偏峰按揉。

【主治】惊风抽搐,身热无汗。

【应用】掐、揉二扇门能发汗透表、退热平喘,是发汗效法。揉时要稍用力,速度快,多用于风寒外感。本法与揉肾顶、补脾经、补肾经等配合应用,适宜于平素体虚易感者。

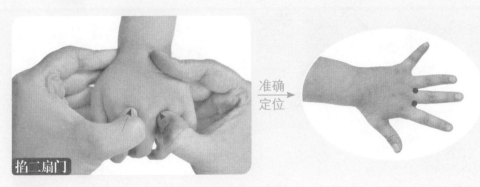

掐二扇门　　准确定位

上马

【位置】手背无名指及小指掌指关节后陷中,又称液门。

【操作】拇指端揉或拇指甲掐。

【主治】腹痛、小便赤涩、潮热。

【应用】临床上用揉法为多,揉上马能滋阴补肾、顺气散结、利水通淋,为补肾滋阴的要法,主要用于阴虚阳亢、潮热烦躁、牙痛、小便赤涩淋沥等症。体质虚弱,肺部感染有干性啰音、久不消失者配揉小横纹;湿性啰音配揉掌小横纹,多揉有一定疗效。

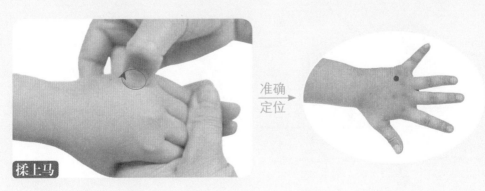

揉上马　　准确定位

威灵

【位置】手背第二、第三掌骨歧缝间。

【操作】用拇指甲掐、掐后继揉。

【主治】惊风、喘疾、久咳。

【应用】掐威灵有开窍醒神、化痰止咳的作用，用于急惊神昏、肺虚久咳。

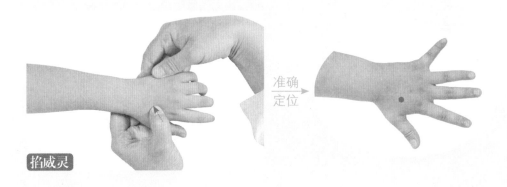

掐威灵

精宁

【位置】手背无名指及小指本节后歧缝间凹陷中，又称中渚。

【操作】用拇指甲掐、掐后继揉。

【主治】咳喘、干呕、惊风、咽喉肿痛。

【应用】掐精宁能清心开窍定惊、化痰止咳。用于痰喘、干呕、疳积等症。本法于体虚者宜慎用，如必须应用时则多与补脾经、推三关、捏脊等同用，以免克削太甚，元气受损。用于急惊昏厥时，本法多与掐威灵配合，能加强开窍醒神的作用。掐后继用拇指按揉数次，以和血顺气。

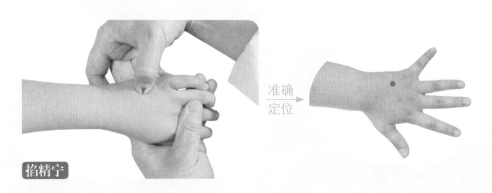

掐精宁

板门

【位置】大鱼际部,或大指本节 5 分处。

【操作】指端揉或自拇指指根推向掌根或反之,称推板门。

【主治】食积腹胀、呕吐、泄泻、哮喘、扁桃体炎。

【应用】①揉板门能健脾和胃、消食化滞,运达上下之气。多用于乳食停积、食欲不振或
嗳气、腹胀、腹泻、呕吐等症。还能利咽消炎,用于咽痛。

②板门推向横纹能止泻,横纹推向板门能止呕吐。

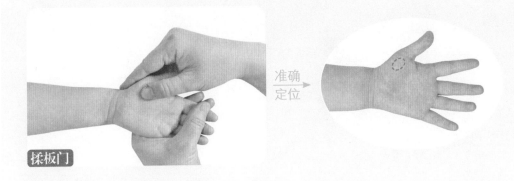

揉板门　准确定位

外八卦

【位置】掌背外劳宫周围,与内八卦相对。

【操作】用拇指做运法。

【主治】开胸理气,通利血脉。

【应用】运推外八卦能宽胸理气,通滞散结。与摩腹、推揉膻中等合用,可治疗胸闷、腹胀、
便结。此外,揉手背能祛风止痛。

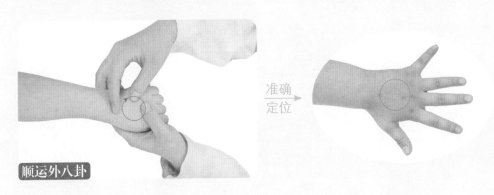

顺运外八卦　准确定位

膊阳池

【位置】在手背一窝风上 3 寸处,又称支沟。

【操作】用拇指甲掐或揉。

【主治】便秘,溲赤,头痛。

【应用】掐、揉膊阳池能止头痛、通大便、利小便,特别对大便秘结,多揉之有显效。大便溏薄者禁用。用于感冒头痛,或小便赤涩短少多与其他解表、利尿法同用。

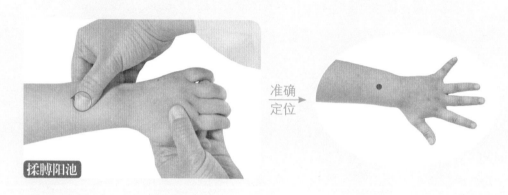

揉膊阳池　准确定位

老 龙

【位置】中指甲根正中后一分处。

【操作】用拇指甲做掐法。

【主治】急惊风。

【应用】掐老龙主要用于急救,有醒神开窍的作用。若小儿急惊暴厥,或高热抽搐,掐之知痛有声有泪者,较易治,不知痛而无声无泪者,较危重。

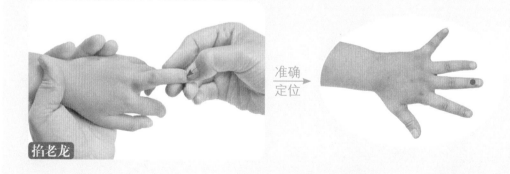

掐老龙　准确定位

大横纹

【位置】仰掌,掌后腕横纹。

【操作】两拇指自掌后腕横纹中(总筋)向两旁分推,称分推大横纹,又称分阴阳。近拇指端称阳池,近小指端称阴池。若自两旁向中间合推,则称合推大横纹或合阴阳。

【主治】外感内伤。

【应用】①分阴阳能平衡阴阳,调和气血,行滞消食。用于阴阳不调、气血不和而致寒热往来、烦躁不安,以及乳食停滞、腹胀、腹泻、呕吐等症。亦可用于痢疾,有一定效果。寒证多分阴,热证多分阳。

②合阴阳能行痰散结。用于痰结喘咳、胸闷等症。若本法配揉肾纹、清天河水能加强行痰散结的作用。

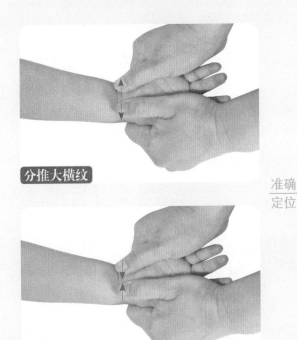

分推大横纹

合推大横纹

准确
定位

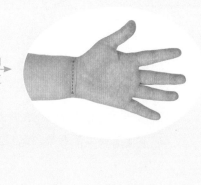

天 河 水

【位置】前臂正中,总筋至洪池(曲泽)成一直线。

【操作】用食、中二指指面自腕推向肘横纹之中点。

【主治】发热。

【应用】①清天河水性凉,较平和,能清热解表,泻火除烦。用于治疗热性病症,清热而不伤阴分,多用于五心烦热、口燥咽干、唇舌生疮、夜啼等症;对于感冒发热、头痛、恶风、汗微出、咽痛等外感风热者,常与推攒竹、推坎宫、揉太阳等合用。

②滴凉水于总筋沿天河水拍打,称引水上天河,能清热泻火,治外感发热、咳嗽。

③先运推内劳宫,再用食、中两指从总筋沿天河水击打至肘弯,称打马过天河,治恶寒发热、臂麻。

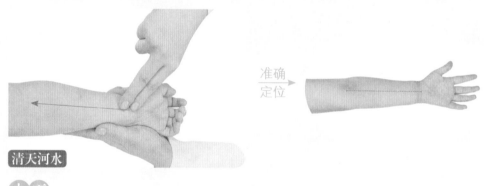

准确定位

清天河水

十 王

【位置】十指指甲甲根两侧。

【操作】用拇、食二指甲掐,称掐十王。

【主治】惊风、昏厥、中暑、感冒、急性胃肠炎。

【应用】掐十王主要用于急救,有清热、醒神、开窍的作用,多与掐老龙、掐人中、掐小天心等合用。

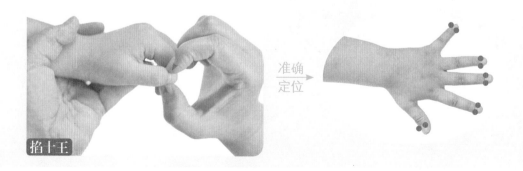

准确定位

掐十王

六腑

【位置】前臂尺侧，阴池至肘尖成一直线。

【操作】用拇指面或食、中指面自肘推向腕，称推六腑或退下六腑。

【主治】发热、烦渴、高热、目赤、多汗。

【应用】推六腑性寒凉，能清热、凉血、解毒、熄风、明目。温邪入侵营血、脏腑郁热积滞、壮热烦渴、腮腺炎及肿毒等实热证均可应用。本穴与补脾经合用，有止汗的效果。若患儿平素大便溏薄，脾虚腹泻者，本法慎用。本法与推三关分别为大凉大热之法，可单用，亦可合用。若患儿气虚体弱，畏寒怕冷，可单用推三关，如高热烦渴、发斑等可单用推六腑。两穴合用能平衡阴阳，防止大凉大热，伤其正气。如寒热夹杂、以热为主，则可以推六腑六数、推三关四数之比推之；若以寒为重，则可以推三关六数、推六腑四数之比推之。

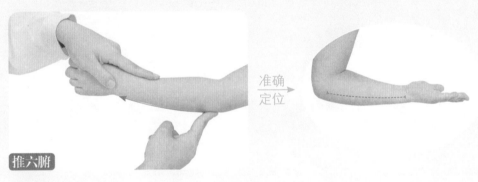

准确定位

推六腑

洪 池

【位置】仰掌，肘部微曲，当肱二头肌腱内侧，又称曲泽。

【操作】用拇指端按揉。

【主治】惊风、上肢抽搐、风疹。

【应用】拇指端按揉治风疹，重按此处治抽搐。

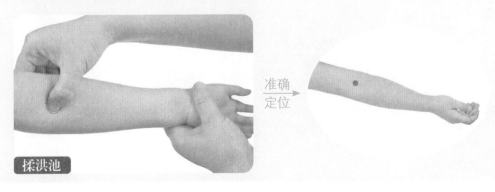

准确定位

揉洪池

三关

【位置】前臂桡侧,阳池至曲池成一直线。

【操作】用拇指面或食、中指面自腕推向肘横纹外侧端,称推三关,又称推上三关;自脾经沿三关推向肘横纹外侧端称为大推三关。

【主治】风寒感冒,麻疹,咳喘,无汗。

【应用】①推三关性温热,能补气行气、温阳散寒、发汗解表、宣肺利水,主治虚寒病症,对非虚寒病症宜慎用。临床上治疗气血虚弱、命门火衰、下元虚冷、阳气不足引起的四肢厥冷、面色无华、食欲不振、疳积、吐泻、麻疹等症,多与补脾经、补肾经、揉丹田、捏脊、摩腹等合用。

②对风寒感冒、怕冷无汗或疹出不透等症,多与清肺经、推攒竹、掐揉二扇门等合用。此外对疹毒内陷、黄疸、阴疸等症亦有疗效。

③大推三关能增强温阳行气之功,有助于麻疹透发。

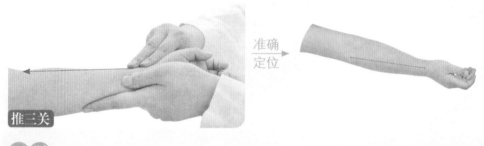

准确定位

推三关

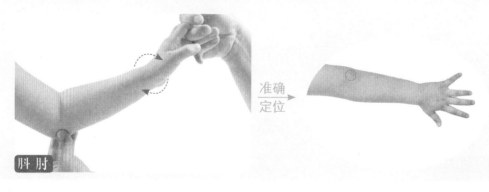 肘肘

【位置】肘尖。

【操作】一手摇腕,一手托肘尖处,摇之。

【主治】胸腹气滞,肘关节不利。

【应用】摇肘时,又称运肘肘或肘肘走气,能行气消结散痞。

准确定位

肘肘

三　胸腹部

【位置】胸骨切迹上缘凹陷处,又称天突。

【操作】用中指端揉或按压。

【主治】咳嗽、气喘、咽喉不利、小便不利。

【应用】按揉此穴可宣肺利气,治咳喘。对于咳痰不爽可用按压法,当患儿吸气时用中
指端向下向内按压,呼气时中指抬起。亦可用此法利小便,正所谓开上窍而利
下窍。

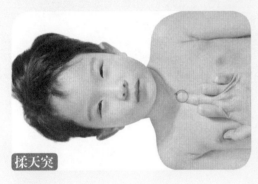

揉天突

准确
定位

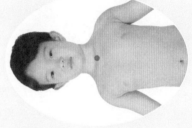

【位置】乳头外旁 2 分。

【操作】中指指端按或揉乳旁。

【主治】胸闷,咳嗽,痰鸣,呕吐。

【应用】揉乳旁能开胸行气、宣肺降逆。用于咳喘胸闷,常与揉乳根、揉膻中、揉肺俞
合用。

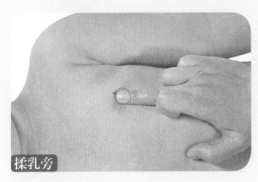

揉乳旁

准确
定位

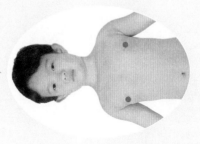

胸

【位置】前胸部。

【操作】一指禅推、指揉、直推或分推、擦、拍、抹。

【主治】胸闷，呕吐，痰喘，咳嗽。

【应用】①胸闷、咳嗽者可用一指禅推胸骨柄上，两乳头连线正中（膻中）或指揉之，以宽胸理气止咳。寒喘用食、中、无名指擦之，热喘则可用分推法。沿胸肋间分推胸部，以平喘，此法又称开胸或分推胸阴阳或分推膻中。

②呕吐可用拇指或食、中二指沿胸骨柄自上而下直推，以降逆止呕；反之，则催吐，称推膻中。

③沿胸肋间分推胸部，再从心窝处向脐直推，三在腹部用摩法，最后从脐部向下直推至耻骨联合处，称开璇玑，治痰喘气促、呕吐腹泻、发热惊搐。

④拍胸可以宽胸豁痰。

⑤抹胸能降逆平喘。

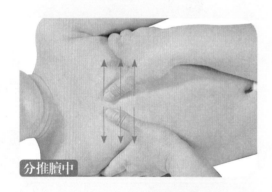

分推膻中

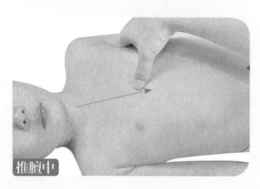

推膻中

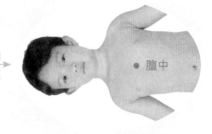

准确定位

膻中

胁

【位置】两胁肋部。

【操作】自腋下搓至季肋。用双手掌分别自两侧腋下搓摩季肋称"按弦走搓摩"。

【主治】胸闷,咳喘。

【应用】搓胁可宽胸行气、疏肝理气。

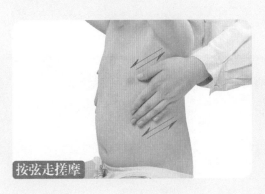

按弦走搓摩

准确
定位

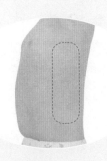

胃脘

【位置】脐上胃脘部。

【操作】一指禅推或揉。

【主治】胃脘痛,吐泻,消化不良。

【应用】推揉胃脘可和胃、降逆、消食。

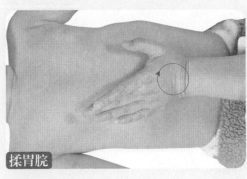

揉胃脘

准确
定位

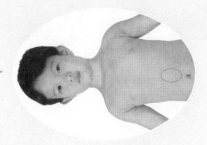

腹

【位置】腹部。

【操作】沿肋弓角边缘向两旁分推称分推腹阴阳；用掌摩，或用推揉法，或用掌根揉，称摩腹、推腹或揉腹；或用拇指桡侧缘自胸骨柄端向脐部推之，称推中脘。

【主治】腹痛，消化不良。

【应用】摩腹、分推腹阴阳能健脾和胃、理气消食。对于小儿腹泻、呕吐、恶心、便秘、腹胀、厌食等消化功能紊乱效果较好。

腹痛、腹胀拒按之实证，常用指摩；腹痛、腹胀(或软)喜按之虚证，常用掌摩或掌揉。一般均按顺时针方向，治疗腹泻则为逆时针方向。

摩腹、揉腹、推腹为推拿之重要内容，不仅用于治疗更用于扶正，有助于提高免疫力，增强抵御外邪的能力。

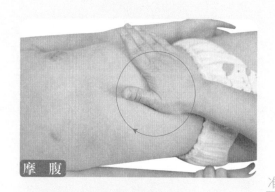

摩腹

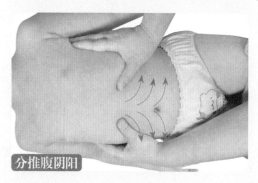

分推腹阴阳

准确
定位

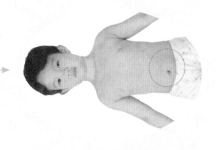

脐中

【位置】肚脐正中,或脐腹部,又称神阙。

【操作】用中指端揉,或食、无名指揉天枢穴同时操作,称揉脐;指摩或掌摩称摩脐;用拇指和食、中二指抓肚脐并抖动脐部亦称抖脐;用食、中、无名指搓摩脐腹部称搓脐;自脐直推至耻骨联合上缘,称推脐或推下小腹。

【主治】腹胀,腹痛,食积,吐泻,便秘。

【应用】揉脐、摩脐能温阳散寒、消食导滞,多用于腹泻、便秘、腹痛、疳积等症。临床上揉脐、摩腹、推上七节骨、揉龟背常配合应用,简称"揉龟尾七节,摩腹揉脐",治疗腹泻;搓、揉、抖、推脐,治疗蛔虫团肠梗阻。

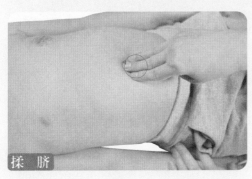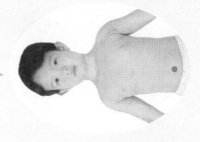

准确
定位

揉 脐

肾囊

【位置】阴囊。

【操作】揉捻。

【主治】斜疝。

【应用】用拇、食指揉捻该处,边揉边向上推顶,可治斜疝。女孩子则按揉腹股沟肿胀处。

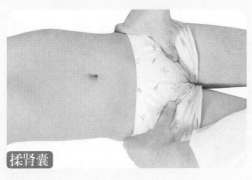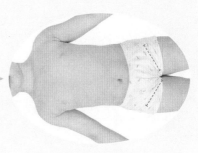

准确
定位

揉肾囊

丹 田

【位置】小腹部（有脐下 2 寸与脐下 3 寸等说法）。

【操作】或揉或摩，称揉丹田或摩丹田。

【主治】腹痛，泄泻，遗尿，脱肛，疝气。

【应用】揉、摩丹田能培肾固本，益气升提，分清别浊。多用于小儿先天不足，寒凝少腹之腹痛、疝气、遗尿、脱肛等症，常与补肾经、推三关、揉外劳宫等合用。揉丹田对尿潴留有效，临床上常与推箕门、清小肠等合用。

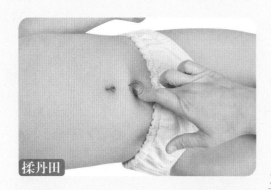

揉丹田

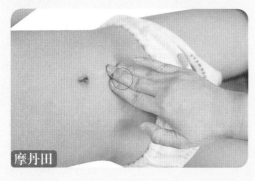

摩丹田

准确
定位 →

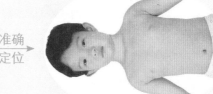

肚角

【位置】脐中旁开 2 寸大筋。

【操作】用拇、食、中指三指做拿法,称拿肚角,若遇肥胖儿或腹肌紧张,拿之困难者,可拿其两侧髂腰处;或用拇指端按称按肚角。

【主治】腹痛,腹泻。

【应用】按、拿肚角是止腹痛的要法,对各种原因引起的腹痛均可应用,特别是对寒痛、伤食痛效果更好。本法刺激较强,一般拿3~5 次即可,不可拿得时间太长。为防止患儿哭闹影响手法的进行,可在诸手法推毕,再拿此穴。

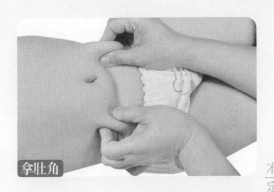

拿肚角

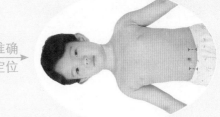

准确
定位

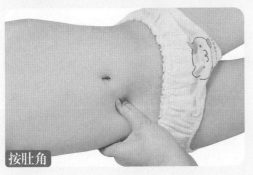

按肚角

四 腰背部

 背

【位置】上背部。

【操作】用两拇指分别向两肩胛骨内缘分推,或用食、中、无名指做直擦,用虚掌拍背,用双手掌自上而下抹背。

【主治】胸闷,咳喘。

【应用】在脊背处沿肩胛骨内缘做分推法,称开背或分推背阴阳,治热咳热喘；若用食、中、无名指在该处擦之,则可治寒咳寒喘。拍胸可以宽胸理气,抹背可降气平喘。

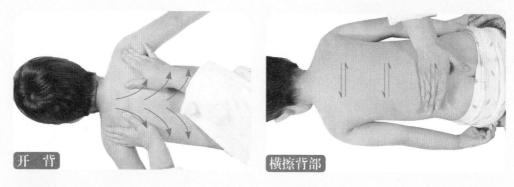

开 背　　横擦背部

肩井

【位置】肩上高处,大椎与肩峰连线之肩部肌肉隆起处,又称肩井。

【操作】拇、食、中三指相对用力拿捏或提拿该处。

【主治】项背强痛,咳喘,感冒,惊风。

【应用】①拿该处能祛风通络、松肌解痉、益气提神。

②海派儿科推拿用拿肩井法作为总收法,用作治疗结束之时。

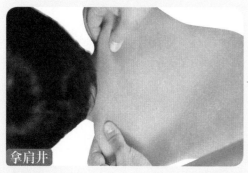

拿肩井

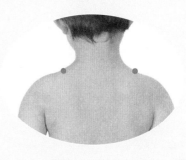

准确
定位

【位置】大椎至长强成一直线。

【操作】用食、中二指指面自上而下做直推,称推脊;用拇、食、中三指拈捏,称捏脊,在捏脊前先在背部轻轻抚摩几遍,使肌肉放松。或用大指自上而下按揉脊柱骨,称按脊。或用一指禅流派之推法、滚法,推滚脊柱。

【主治】发热、惊风、疳积、泄泻、瘫痪等。

【应用】①脊柱属督脉,督脉贯脊属脑络肾,督率阳气,统摄真元。用捏脊法能调阴阳、理气血、和脏腑、通经络、培元气,具有强健身体的功能,是小儿扶正常用的手法之一。临床上多与补脾经、补肺经、补肾经、推三关、摩腹、按揉足三里等配合使用,治疗先、后天不足,以及小儿瘫痪,均有一定的效果。本法单用名为捏脊疗法,不仅常用于小儿疳积、腹泻等病症,还可应用于成人失眠、肠胃病、月经不调等病症。本法操作时亦旁及华佗夹脊和足太阳膀胱经脉,临床应用时可根据不同的病情,重提或按揉相应的背俞穴,可加强疗效。

②从上至下推脊柱,能清热,多与清天河水、推六腑、推涌泉等合用。

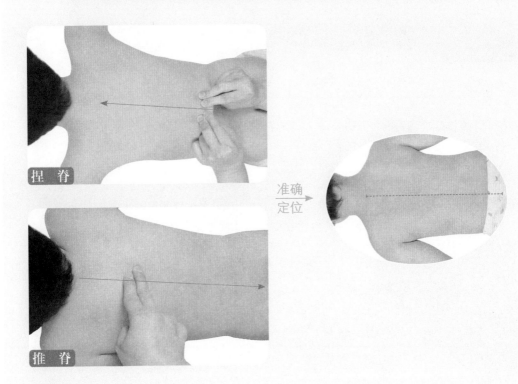

七节骨

【位置】命门至尾椎骨端成一直线。

【操作】用拇指面或食、中二指指面自下而上或自上而下做直推,分别称为推上七节骨、推下七节骨。推该部时,手法较推法重,较擦法轻。

【主治】泄泻,便秘,痢疾,脱肛。

【应用】①推上七节骨能温阳止泻,多用于虚寒腹泻、久痢等症。临床上还与按揉百会、揉丹田等合用治疗气虚下陷所致脱肛、遗尿等虚寒证。若属实热证,则不宜用本法,用后会令儿腹胀或出现其他变症。

②推下七节骨能泻热通便。多用于肠热便秘、痢疾等症。若腹泻属虚寒者,不可用本法,恐防滑泄。

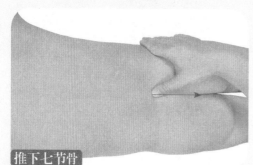

推下七节骨

准确
定位 →

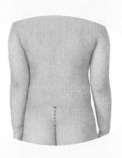

龟尾

【位置】尾椎骨端。

【操作】拇指端或中指端揉,称揉龟尾。

【主治】泄泻,便秘,遗尿,脱肛。

【应用】龟尾穴揉之能通调督脉之经气,调理大肠的功能。性平和,能止泻,也能通便。多与揉脐、推七节骨配合应用,治疗腹泻、便秘等症。

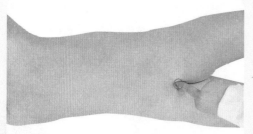

揉龟尾

准确
定位 →

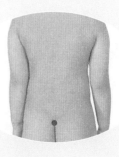

五 下肢部

【位置】踝关节前横纹中点,两筋之间凹陷处。

【操作】揉、掐或摇法。

【作用】解痉,止吐泻。

【主治】足下垂,足内翻,足外翻,踝关节屈伸不利,惊风,抽搐,吐泻。

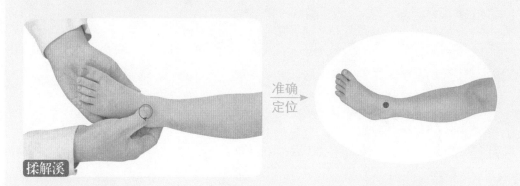

准确
定位

揉解溪

【位置】外踝后方,外踝尖与跟腱之间的凹陷处。

【操作】揉、按、推或拿法。

【作用】舒筋活血通络,强腰补肾。

【主治】下肢痿软,腰腿疼痛,脚跟肿痛,足内翻,脑瘫,惊风抽搐,头痛。

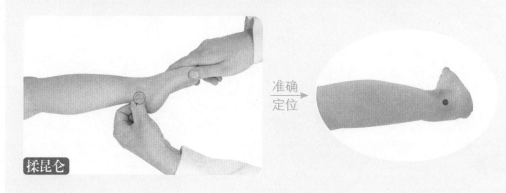

准确
定位

揉昆仑

百虫

【位置】膝上内侧肌肉丰厚处,又称百虫窝。

【操作】用拇指端按,或用三指拿法。

【主治】四肢抽搐、下肢痿躄、湿疹。

【应用】按、拿百虫能通经络、止抽搐,多用于下肢瘫痪及痹痛等症,常与拿委中、按揉足三里等合用。若用于惊风、抽搐,手法刺激宜重。按揉百虫还能凉血祛湿,用于皮肤湿疹。

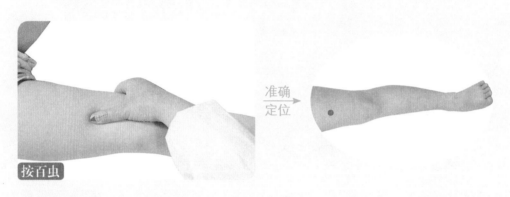

按百虫

准确
定位

仆参

【位置】足跟外踝下凹陷中。

【操作】拿法或掐法。

【作用】醒神开窍,益肾健骨,舒筋活络。

【主治】抽搐,昏迷,癫狂,晕厥,脑瘫,五迟五软,腰痛,脚跟痛。

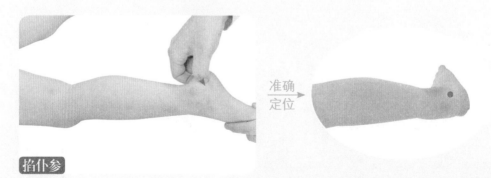

掐仆参

准确
定位

足心

【位置】足掌心前 1/3 处。

【操作】拇指揉或直推。

【主治】发热。

【应用】感冒风寒或阴虚内热可揉之,外感发热可用拇指自该处向其足趾直推之。

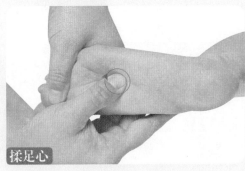

揉足心

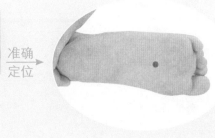

准确
定位

大趾

【位置】足趾。

【操作】掐足大趾甲根后,继用拇指揉之。

【主治】惊风。

【应用】掐揉该穴能熄风镇惊。

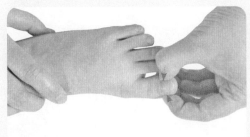

掐大趾

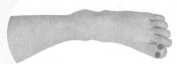

准确
定位

足 膀 胱

【位置】大腿内侧,膝盖上缘至大腿根成一直线,又称箕门。

【操作】用食、中二指自膝盖内上缘至大腿根部做直推法。用拇、食、中三指用力做拿法称拿足膀胱。

【主治】尿闭、泄泻,及该处酸软无力等。

【应用】推箕门性平和,有较好的利尿作用。用于尿潴留多与揉丹田、按揉三阴交等合用;用于小便赤涩不利多与清小肠等合用。尿闭则自上往下推或拿,泄泻则自下往上推。

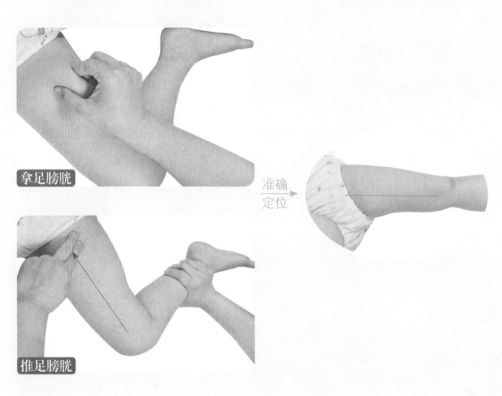

拿足膀胱

推足膀胱

准确定位

六　小儿推拿常用穴部

表 3　小儿推拿常用穴表

穴名	位置	主治
肩髃	肩峰端外侧缘,肩平举时三角肌上部出现的凹陷中	肩臂挛痛不遂
肩髎	肩峰后下方,上臂外展,肩髃后 1 寸许的凹陷中	肩臂挛痛不遂
臂臑	曲池穴上 7 寸,当三角肌下端止点处	肩臂痛、颈项拘挛、目疾
尺泽	仰掌,肘微屈,肘横纹中,大筋外侧凹陷处	咳嗽、胸闷、肘臂痛、小儿惊风
内关	前臂掌侧,腕上 2 寸,两筋之间	胃痛、呕吐、哮喘、心悸、胸痛
神门	仰掌,前臂尺侧,腕后横纹头凹陷中	失眠、心悸、怔忡、健忘
手三里	前臂背面桡侧,曲池下 2 寸	肘痛、臂麻
曲池	屈肘,肘横纹桡侧端凹陷处	发热、高血压、肩肘痛、上肢瘫痪
外劳宫	手背第二与第三掌骨歧缝间,与内劳宫穴相对	头痛、项痛、咽痛、腕腹冷痛、手麻
外关	前臂背侧正中,腕上 2 寸,两筋之间	头痛、发热、臂痛、肢麻
伏兔	在大腿前外侧,髌底上 6 寸,用力伸腿时肌肉隆起处	膝痛、下肢瘫痪
髀关	髂前上棘与髌骨外缘连线上,屈股时,平会阴,居缝匠肌外侧凹陷处。	腰痛膝冷、下肢麻痹、疝气
足三里	外膝眼直下 3 寸,胫骨前缘旁开约 1 横指	腹痛、泻痢、下肢瘫痪
丰隆	外踝高点上 8 寸,距胫骨前缘约 2 横指	痰喘、咳嗽
环跳	臀部股骨大转子最近点与骶管裂孔连线的外 1/3 与内 2/3 交点处	腰腿痛、偏瘫
风市	大腿外侧中线,两手下垂掌心贴于大腿时中指端尽处	偏瘫、膝痛

穴名	位置	主治
阳陵泉	屈膝,膝关节外侧向下,腓骨小头前下方之凹陷中	膝关节痛、胸胁痛
丘墟	外踝尖前下方凹陷中	踝关节痛、胸胁痛
委中	腘横纹中央,两筋间	腰痛、膝痛、中暑、下肢抽搐
承山	腓肠肌腹下凹陷中,用力伸足时人字纹凹陷处	腰腿酸、小腿痉挛
三阴交	内踝尖直上 3 寸,胫骨侧缘后方	失眠、遗尿
太冲	第一与第二跖骨结合部前方凹陷中	头痛、高血压、疝气、惊风、抽动
水沟	人中沟上 1/3 与中 1/3 交点处	口眼歪斜、昏厥
鱼腰	瞳孔直上,眉毛中心	眉棱骨痛、眼睑瞤动、眼睑下垂、目赤肿痛
太阳	眉梢与外眼角中间向后约 1 横指	偏头痛、感冒、眼疾
球后	眶下缘外 1/4 与内 3/4 交界处	目疾
迎香	鼻翼旁 0.5 寸,鼻唇沟中	鼻塞、流涕、口眼歪斜
翳风	耳垂根后方,张口凹陷中	耳聋、耳鸣、腮腺炎
听宫	耳屏正中前方凹陷中	耳聋、耳鸣
承泣	瞳孔直下,眼眶下缘与眼球之间	眼疾
四白	目正视,瞳孔直下,眶下孔凹陷中	目赤痛痒、眼睑瞤动、面瘫、头痛目眩
头维	额角发际正上 0.5 寸,距头正中线 4.5 寸处	头痛目眩、流泪、眼睑瞤动
下关	耳屏前方,颧弓下缘,闭嘴时凹陷中	牙痛、口眼歪斜
地仓	口角旁 0.4 寸,上直瞳孔	涎流、口眼歪斜
瞳子髎	目外眦旁 0.5 寸,眶骨外缘凹陷中	头痛、目赤肿痛
阳白	目正视,瞳孔直上,眉正中上 1 寸	头痛、目痛、视物不清、眼睑瞤动

续表

穴名	位置	主治
风池	胸锁乳突肌于斜方肌之间凹陷中,平风府穴	头痛、感冒、高血压、项强、眼耳鼻疾患
睛明	目内眦上方1分,眼眶内缘	眼疾
攒竹	睛明上方,眉头凹陷中	头痛、失眠、眼疾
承浆	颏唇沟的正中凹陷处	口眼歪斜、惊风
璇玑	天突下1寸,胸骨正中	哮喘、咳嗽、呕吐
乳根	第五肋间隙,乳头直下	哮喘、呃逆、胸痛
中脘	脐中上4寸	胃痛、呕吐、消化不良
石门	脐中下2寸	腹痛、腹泻
关元	脐中下3寸	遗尿、脱肛
中极	脐中下4寸	遗尿、小便不利、疝气
中府	胸前壁外上方,前正中线旁开6寸,平第一肋间隙处	咳嗽、胸闷、肩背痛
云门	胸前壁外上方,距前正中线旁开6寸,当锁骨外端下缘凹陷处	咳嗽、气喘、肺胀满、胸痛、肩背痛
章门	在侧腹部,第十一肋游离端的下际	胁肋痛、胸闷
天枢	脐中旁开2寸	腹泻、便秘、脱肛、痔疾
腰阳关	后正中线上,第四腰椎棘突下凹陷中	腰骶痛、下肢瘫痪
命门	后正中线上,第二腰椎棘突下凹陷中	泄泻、腰背强痛
大椎	后正中线上,第七颈椎棘突下凹陷中	感冒、发热、落枕、百日咳
定喘	大椎旁开0.5寸	咳嗽、哮喘、胸闷
天宗	肩胛冈中点与肩胛骨下角连线上1/3与下2/3交点凹陷中	肩痛、背痛、项强
肩外俞	第一胸椎棘突下旁开3寸	肩背疼痛、颈项强痛
大杼	第一胸椎棘突下旁开1.5寸	感冒、咳嗽、项强、肩背痛

穴名	位置	主治
风门	第二胸椎棘突下旁开 1.5 寸	感冒、咳嗽、项强
肺俞	第三胸椎棘突下旁开 1.5 寸	咳嗽、胸闷、背痛
心俞	第五胸椎棘突下旁开 1.5 寸	失眠、心悸
膈俞	第七胸椎棘突下旁开 1.5 寸	呃逆、呕吐
肝俞	第九胸椎棘突下旁开 1.5 寸	胁痛、肝炎、目糊
胆俞	第十胸椎棘突下旁开 1.5 寸	胆囊炎、肝炎
脾俞	第十一胸椎棘突下旁开 1.5 寸	胃痛、消化不良、腹泻
胃俞	第十二胸椎棘突下旁开 1.5 寸	胃痛、呕吐、消化不良、腹泻
三焦俞	第一腰椎棘突下旁开 1.5 寸	肠鸣、腹胀、腰痛
肾俞	第二腰椎棘突下旁开 1.5 寸	腰痛、遗尿
大肠俞	第四腰椎棘突下旁开 1.5 寸	腰腿痛、便秘、腹泻
膀胱俞	横平第二骶后孔,骶正中嵴旁开 1.5 寸	小便不利、遗尿、泄泻、便秘、腰背强痛
八髎	第一至第四骶后孔中(分别称为上、次、中、下髎)	腰腿痛、泌尿生殖系统疾患
秩边	横平第四骶后孔,骶正中嵴旁开 3 寸	腰臀痛、下肢瘫痪
腰眼	第四腰椎棘突下旁开 3.5 寸	腰痛
华佗夹脊	背正中线(第一胸椎至第五腰椎棘突下)旁开 0.5 寸	脊椎强痛、内脏疾患、上下肢瘫痪

上述穴部,一般可用一指禅推法、按揉法进行操作。有些则可用其他手法,如推太阳、擦肺俞、擦脾俞、擦胃俞、擦肾俞、擦命门、擦八髎、拿委中、拿承山等。

扫描二维码，视频同步看

第四章

儿科常见疾病治疗

　　儿科疾病包括0~14岁的儿童病症，传统小儿推拿对0~6岁的婴儿效果比较理想。海派儿科推拿不仅传承了传统小儿推拿，还传承了一指禅推拿、滚法推拿、内功推拿防治儿科病症的经验。0~6岁的婴幼儿推拿方法与少儿不尽相同，在本章中对某些病症有处方二，以示区别。但限于篇幅，并不是所有病症，均有处方二，还望读者能举一反三。

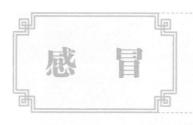

感冒俗称伤风,一年四季随着气候的变化均可发生,尤以冬春季节为多见。临床以发热、恶风畏寒、咳嗽流涕、喷嚏为主要症状。

感冒为上呼吸道感染,包括鼻、咽、扁桃体及喉部的感染,70%~80%是由病毒引起。常见有鼻病毒、呼吸道合胞病毒、副流感病毒、柯萨奇病毒、埃可病毒等。细菌感染大多数继发于病毒感染之后,以溶血性链球菌最为多见。本病一般愈后良好,但婴幼儿的病程可迁延不愈或反复发生。如不及时治疗,容易出现并发症。若向下或邻近器官蔓延,则可发生相应的症状。常见的有支气管肺炎、急性中耳炎、颈淋巴结炎及咽后壁脓肿、病毒性心肌炎。

中医认为感冒主要是外感风、寒、暑、湿或时兴疫毒之邪所致,外邪多从皮毛及口鼻侵入。小儿肌肤嫩弱,腠理空虚,卫外之气不固,故易感受外邪侵袭肺卫,而引起一系列肺之症状。而外邪又有寒热之分,偏于寒,则寒邪束表,肺气不宣,阳气郁阻,毛窍闭塞,症见恶寒、发热、无汗、鼻塞、流清涕、头疼身痛、咳嗽有痰、舌质淡红、苔薄白、指纹淡红、脉浮紧;偏于热,则热邪灼肺,腠理疏泄,肺失清肃,症见发热较重、恶寒轻、有汗、鼻塞、流黄涕、咽红肿、咳痰黄稠、舌质红、苔黄腻、指纹紫红、脉浮数。

小儿感受外邪之后,容易化热伤阴,风热相搏,肝风内动,而致惊风;感冒热盛,灼液成痰,痰热闭肺,而致痰喘;内伤饮食,复感外邪,或感冒之后,伤及脾胃,而夹食滞。故小儿感冒还可致夹惊、夹痰、夹食滞。夹食滞者,兼见食欲减退,胸腹胀满或呕吐酸腐,大便腥臭,舌苔黄厚腻,脉浮数有力。夹惊者,兼见发热汗出不畅,面红耳赤,烦躁不安,指抽动。夹痰者,兼见咳嗽痰多,鼻煽气急,喘咳。

【治法】通散解表。

【常用方】开天门50次,分推坎宫50次,揉太阳50次,黄蜂入洞100次,按风池10~15次,清肺经100次。

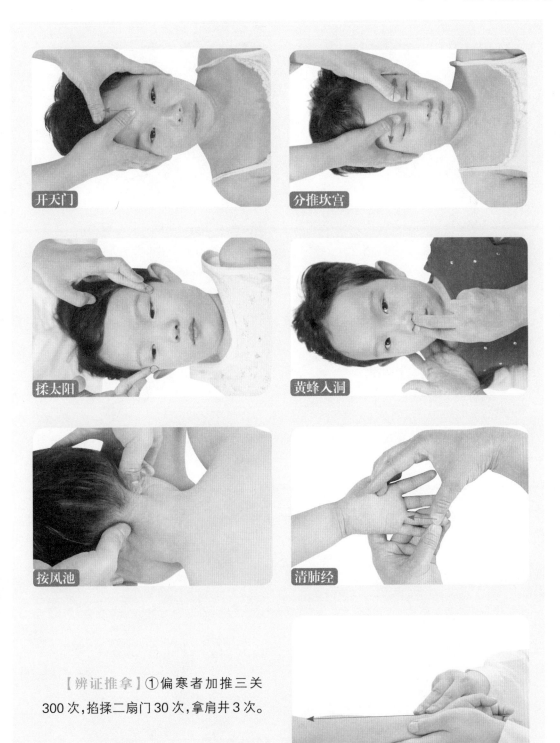

开天门

分推坎宫

揉太阳

黄蜂入洞

按风池

清肺经

【辨证推拿】①偏寒者加推三关300次,掐揉二扇门30次,拿肩井3次。

推三关

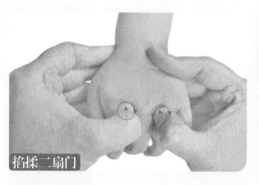

掐揉二扇门

拿肩井

【辨证推拿】②偏热者加推桥弓100次，清天河水300次，推六腑300次，推脊30次。

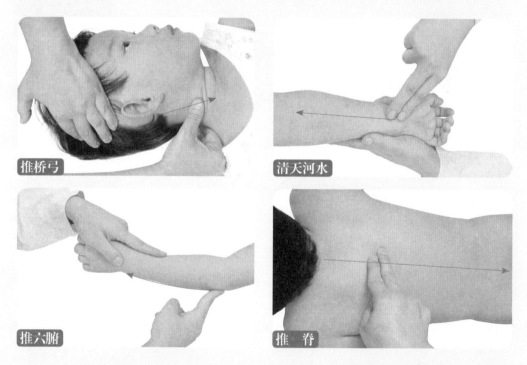

推桥弓

清天河水

推六腑

推脊

【辨证推拿】③夹惊者加清肝经100次，清心经100次，分推大横纹30次，揉小天心100次。

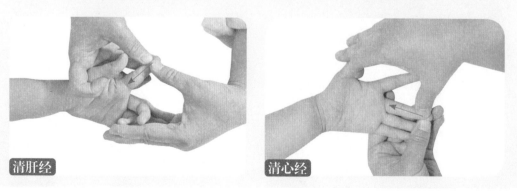

清肝经

清心经

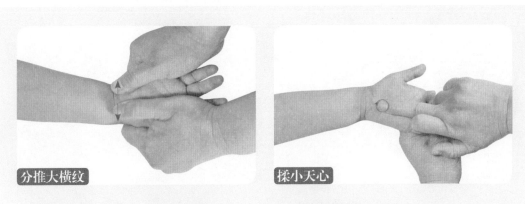

分推大横纹　　　　揉小天心

【辨证推拿】④夹食滞者加推板门 100 次,分推腹阴阳 50 次。

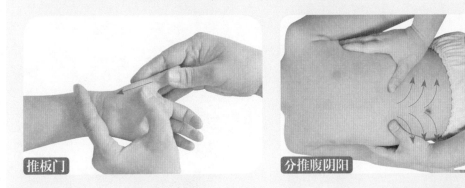

推板门　　　　分推腹阴阳

【辨证推拿】⑤夹痰者加揉膻中 50
次,揉乳根 50 次,揉乳旁 50 次,揉肺俞
50 次,揉丰隆 50 次。

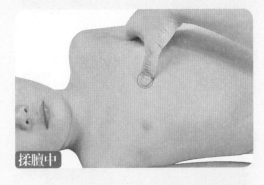

揉膻中

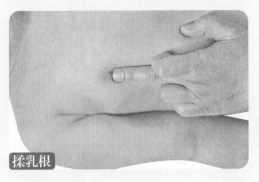

揉乳根

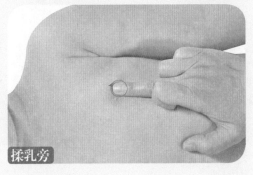

揉乳旁

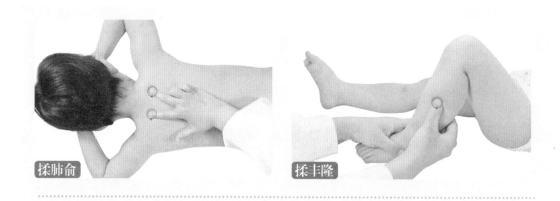

揉肺俞　　揉丰隆

【处方二】抹印堂 10 次,揉太阳 1 分钟,按揉迎香 1 分钟,按风池 1 分钟,拿肩井 3~5 次,推肺俞 300 次;

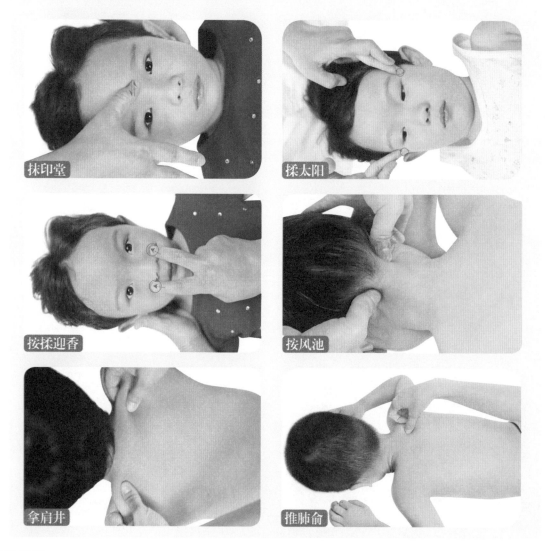

抹印堂　　揉太阳

按揉迎香　　按风池

拿肩井　　推肺俞

【辨证推拿】偏寒者,加按揉列缺 1 分钟,拿合谷 3~5 次；偏热者,加按揉曲池 50 次,按揉外关 50 次。

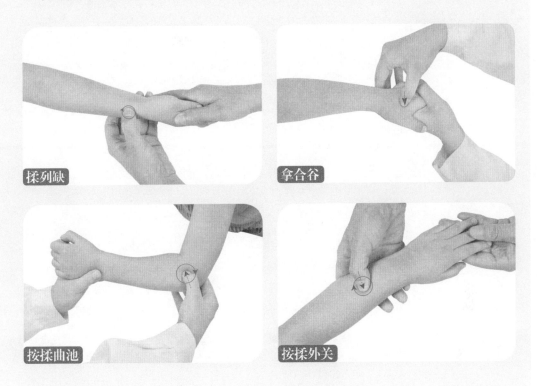

揉列缺

拿合谷

按揉曲池

按揉外关

注意事项

①增强体质,提高抗病能力。②加强护理,慎衣着,适寒热,避风邪。③注意休息,起居有常,多喝水,饮食有节。④感冒流行季节,忌参加群体性活动。

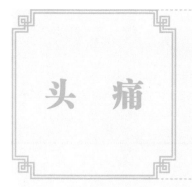

头 痛

多种急慢性疾病都可以出现头痛。婴幼儿头痛不能自述,往往表现以手拍打自己的头,或突然尖声哭叫或烦躁不安,年长儿一般能说明头痛症状。头痛的原因在小儿时期最常见的是全身性疾病,如发热、营养不良、高血压、代谢或内分泌失调性疾病,各种中毒以及精神紧张等;还可见于颅外局部因素、颅脑内疾病等因素。推拿适用于治疗非器质性疾病引起的功能性头痛。

中医认为头为诸阳之会,凡五脏之精血,六腑之清阳,皆上注于头。无论外感、内伤,皆可循经上逆而致头痛。

1. 外感头痛　小儿肌肤嫩薄,卫外未固,易受外邪,风为百病之长,风邪夹寒、夹热、夹湿等由肌表客于经络,气血阻滞,上扰清空,清阳受阻,则致头痛。症见外感风寒症状尽或未尽,头痛时作,吹风遇寒辄发,痛连项背,口不渴,婴幼儿常见两眉频蹙,时作烦哭,头得温而稍安。苔薄白,指纹淡红,脉浮。

2. 内伤头痛　小儿内伤头痛主要责之于肝、脾、肾。若情志不和,肝失疏泄,郁而化火,或肝肾阴亏,水不涵木,肝阳上扰,清窍受扰而头痛;或因脾胃虚弱,失于健运,生化不足,营血亏虚,不能上荣脑髓而头痛,症见头痛而晕,眼花发黑,心悸,初则尤甚,面色无华,纳呆,舌质淡白,指纹淡,脉细而涩;若脾虚生湿,湿聚成痰,痰浊上扰,阻遏清阳而头痛,症见头痛昏蒙,呕恶烦乱,或时吐痰涎,胸闷,舌苔白腻,指纹沉,脉滑;若禀赋不足,肾阴久亏,髓海空虚亦可发生头痛。

【治法】通络止痛。

【常用方】开天门50次,分推坎宫50次,揉太阳50次,揉天庭30次,揉天心30次,揉眉心30次。

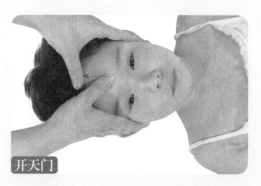

开天门

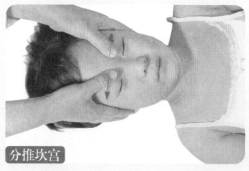

分推坎宫

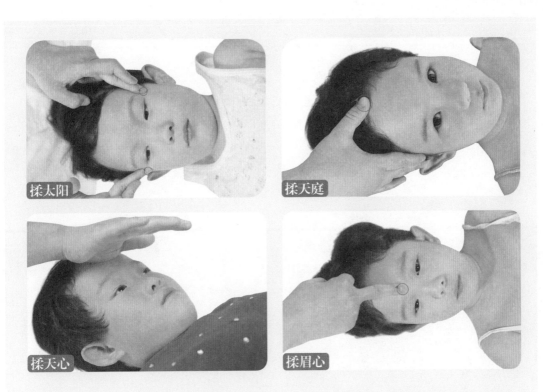

揉太阳　　揉天庭

揉天心　　揉眉心

【辨证推拿】①风寒头痛加揉一窝风 50 次,推三关 300 次,揉二扇门 50 次,按风池 10~15 次。

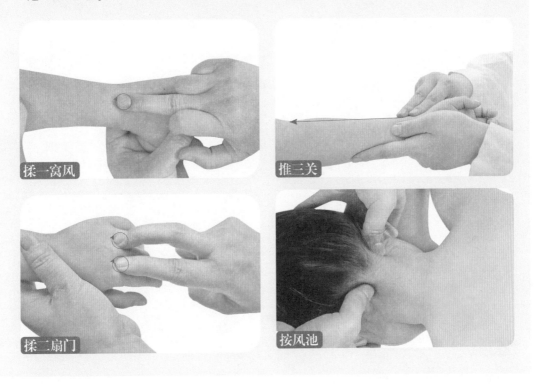

揉一窝风　　推三关

揉二扇门　　按风池

【辨证推拿】②痰湿头痛加补脾经300 次,运内八卦 50 次,清肺经 100 次,揉外劳宫 50 次,揉一窝风 50 次。

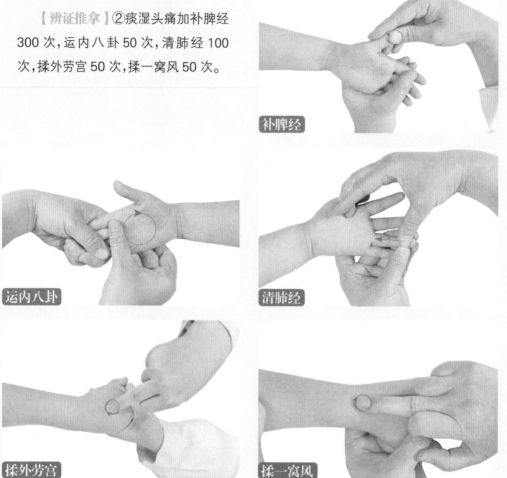

补脾经

运内八卦

清肺经

揉外劳宫

揉一窝风

【辨证推拿】③血虚头痛加补脾经 300 次,补肾经 300 次,揉中脘 3 分钟,揉脾俞、肾俞各 50 次,揉足三里 50 次。

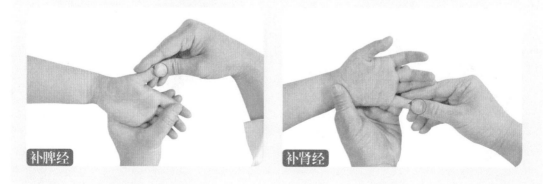

补脾经

补肾经

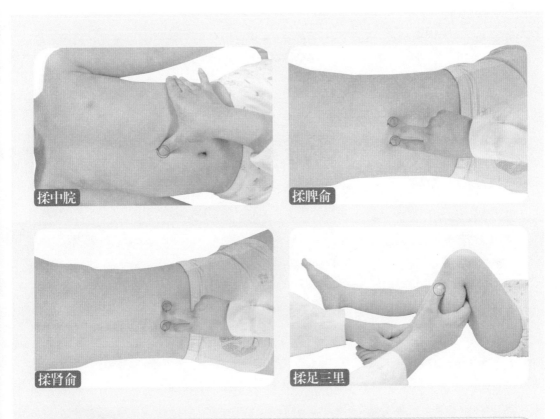

揉中脘　　揉脾俞

揉肾俞　　揉足三里

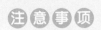

①预防感冒，防止外感头痛。②做好婴幼儿护理，保持环境安静，减少刺激。③遇到小儿头痛剧烈，伴有高热、项强、呕吐，应进一步检查防止意外。

慢性鼻炎，为鼻腔黏膜和黏膜下组织所发生的一种慢性炎症，即局部黏膜充血、水肿，或肥厚，或萎缩。鼻炎发病率很高，如过敏性鼻炎的发病率可高达12%，且呈上升趋势。本病常可诱发鼻窦炎、咽炎、扁桃体炎、中耳炎、哮喘和支气管炎等。

中医认为肺开窍于鼻。肺气宣畅，则呼吸平和，鼻窍通利，感知香臭，防御外邪。鼻为呼吸之门户，最先感知外界气候变化。外界之风邪（风寒或风热），或污染、粉尘、花粉、皮毛等异物最易影响鼻窍和肺。肺失清肃，鼻窍壅塞；肺气失宣，水津不布，聚而为痰；或风邪入里化热，炼液成痰；痰气交阻、痰热互结致鼻窍闭塞而不通，均可导致本病发生。或小儿先天禀赋不足，肺气虚弱，或因感冒不愈，或久患咳喘，或其他疾病耗伤肺气。肺气虚，不能充实温养鼻窍；津液亏不能上承濡润鼻窍，亦使鼻窍不通、嗅觉丧失发为本病。

临床表现以鼻塞为主要症状。鼻塞呈间歇性或两鼻孔交替性。久病可有嗅觉减退。如急性发作则鼻塞加重、流涕增加、喷嚏连连，鼻内黏膜红赤而肿胀，类似"重感冒"。慢性鼻炎则长期鼻塞，两鼻孔交替不通，不闻香臭；亦可表现为鼻痒、鼻干燥不适、鼻黏膜萎缩等。临床检查早期鼻腔黏膜充血，尤以下鼻甲肿胀明显，色红或黯红，表面光滑，触之柔软，有弹性，对血管收缩剂敏感。久病下鼻甲黏膜肥厚，表面呈桑葚状或结节状，触之硬实，弹性差，对血管收缩剂不敏感。部分患儿鼻中隔偏曲。

【治法】宣肺通窍。

【常用方】黄蜂入洞30次，洗井灶30次，拿风池3~5次，清肺经100次。

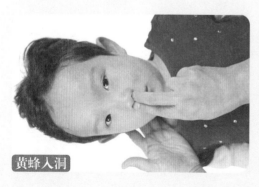

黄蜂入洞

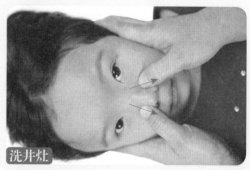

洗井灶

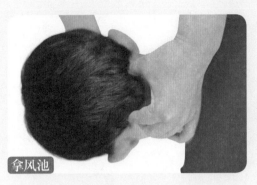

拿风池

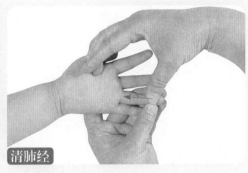

清肺经

【辨证推拿】①偏寒者加推三关 300 次,揉外劳宫 100 次。

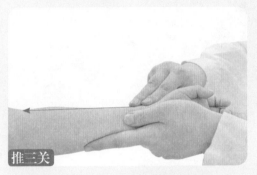

推三关

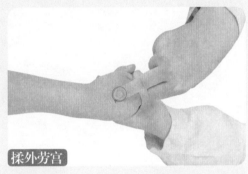

揉外劳宫

【辨证推拿】②偏热者加清天河水 300 次,推天柱骨 100 次。

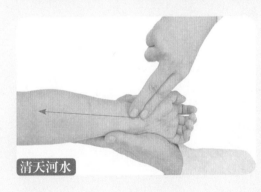

清天河水

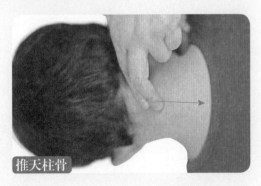

推天柱骨

【辨证推拿】③肺气虚者加补脾经
300 次,补肺经 300 次,补肾经 300 次,
揉丹田 3 分钟,捏脊 3~5 遍。

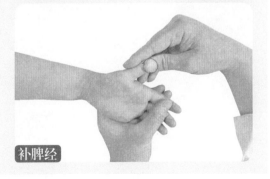

补脾经

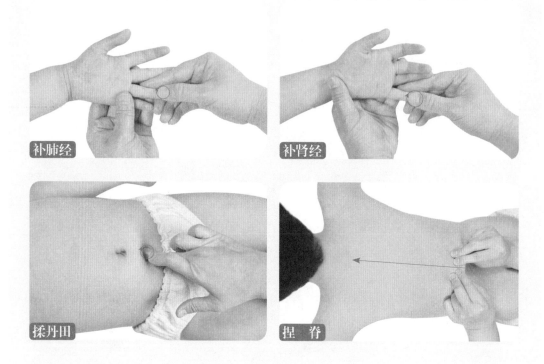

补肺经　　补肾经

揉丹田　　捏　脊

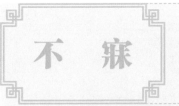

不　寐

睡眠依赖于大脑皮质和皮质下神经活动的调节,如果受到外界的刺激或身体本身的不适的影响,都可使大脑产生一定强度的兴奋灶,而导致不寐,又称失眠。小儿神经发育尚在不断完善之中,遇刺激也会引起睡眠不安。

中医认为常因客忤惊吓、禀赋不足、阴虚心烦,或喂养不当、脾寒宿食,以及学龄期儿童学习紧张、思虑太过等所致。

1. 心肾不交　小儿先天禀赋不足,或久病伤阴,肾阴亏损,肾水不能上承于心,水不济火,则心阳独亢,心肾不交,而见夜不能寐,烦躁不安。症见形体羸瘦,神气不足,目光无神,不寐或睡中易惊醒,或便溏色青,小便时黄。指纹淡,舌尖红,脉细或脉数。

2. 心神不宁　小儿脏腑娇嫩,心气怯弱,脑髓未充,若暴受惊骇,目触异物,耳闻异声,则耳目受惊,心气被扰,元神不藏,而致不寐。症见面色乍青乍白,眼神凝视呆滞,惊惕不安,不寐或睡梦易惊。指纹沉滞,舌淡苔薄,脉弦细而数。

3. 心脾两亏　学习紧张,思虑太过,伤及心脾,心伤则阴血暗耗,脾伤则无以化生精微,血虚不能养心,而致心神不宁,难以入睡。症见不寐而终日闷郁不宁,体倦神疲,不思饮食,面色少华,时作心悸。指纹淡,舌淡苔白,脉细弱。

4. 乳食积滞　喂养不当,乳食积滞胃肠,胃不和则卧不安而失眠。症见不寐,兼有不思乳食,嗳腐口臭,呕恶腹胀,或腹痛拒按,大便臭秽。指纹紫,舌苔厚腻,脉滑。

【治法】养心安神,通调血脉。

【常用方】揉百会50次,揉天庭50次,揉眉心50次,揉小天心50次,清心经100次,补肾经300次,揉心俞300次。

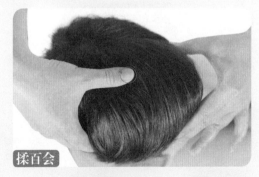

揉百会

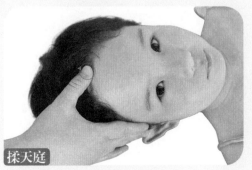

揉天庭

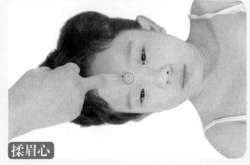

揉眉心

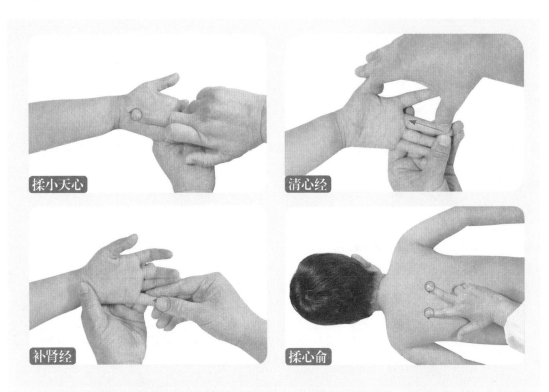

揉小天心　清心经　补肾经　揉心俞

【辨证推拿】①心肾不交者加揉翳风 50 次,揉肾俞 300 次,一指禅推或指揉大肠俞 300 次,擦命门以温热为度。

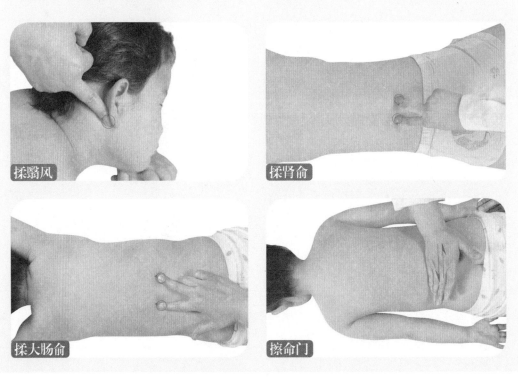

揉翳风　揉肾俞　揉大肠俞　擦命门

【辨证推拿】②心脾两亏者加一指禅推或指揉脾俞 300 次,揉三阴交 300 次。

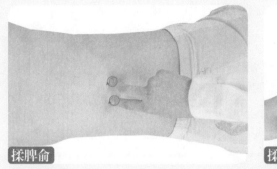
揉脾俞

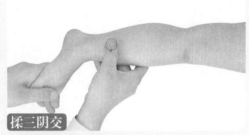
揉三阴交

【辨证推拿】③乳食停滞者,加推板门 100 次,清大肠 100 次,揉中脘 5 分钟,揉龟尾 100 次。

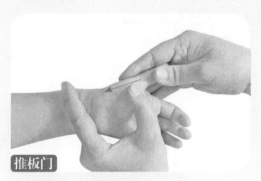
推板门

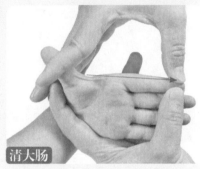
清大肠

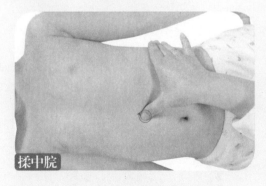
揉中脘

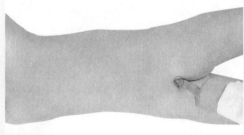
揉龟尾

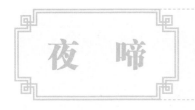

夜　啼

小儿夜啼民间俗称夜啼郎，多见于1岁以内的乳婴儿，是指小儿白天安静，入夜则间歇啼哭或持续不已，或每夜定时啼哭，甚至通宵达旦的病症。

小儿哭闹分为生理性啼哭及病理性啼哭两类。婴幼儿由于饥饿、身体某处不舒服或受强大音响刺激等护理不当均可引起哭闹；任何由于疾病引起的小儿身体不适或疼痛也可出现哭闹，其中蛲虫感染、佝偻病、手足搐搦等疼痛为小儿夜间哭闹的常见原因。

中医认为夜啼是由脾寒、心热、惊吓、食积等引起。

1. 脾寒　小儿脾常不足，脾喜温而恶寒。若先天不足，后天又失调养，脏腑受寒，寒邪潜伏于脾，气血凝滞，腹痛而啼。症见面色白或青，神怯困倦，四肢欠温，睡喜伏卧，啼而曲腰，下半夜更甚，啼声低微，腹部得温或抚摩则缓之，食少便溏。舌淡苔薄白，指纹淡红。

2. 心热　因胎中受热结于心脾，或邪热上乘于心，心火太盛，内热烦躁，不得安寐。症见面红目赤，烦躁不安，睡喜仰卧，恶见灯光，啼声响亮，手腹较热，小便短赤或大便秘结。舌尖红，苔黄，指纹青紫。

3. 惊吓　小儿神气不足，心气怯弱，若因胎中受惊或目触异物，暴受惊恐，神志散乱，心志不宁，神不守舍，故在梦中哭闹惊啼。症见面色乍青乍白，惊惕不安，梦中啼哭，声惨而紧，呈恐惧状，喜抚抱而卧。指纹沉滞。

4. 食积　乳食积滞，胃脘胀痛，"胃不和，则卧不安"，夜卧不安则啼。症见厌食吐乳，嗳气泛酸，脘腹胀满，睡卧不安。舌苔厚腻，指纹色紫。

【治法】安神宁志。

【常用方】按揉百会30次，摩囟门100次，清心经100次，清肝经100次，揉小天心100次。

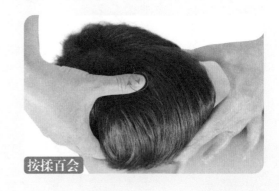

按揉百会

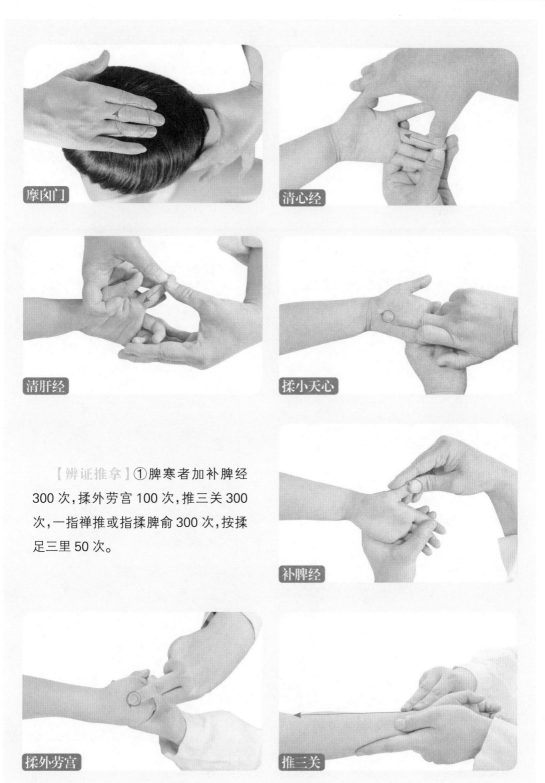

摩囟门

清心经

清肝经

揉小天心

【辨证推拿】①脾寒者加补脾经300次,揉外劳宫100次,推三关300次,一指禅推或指揉脾俞300次,按揉足三里50次。

补脾经

揉外劳宫

推三关

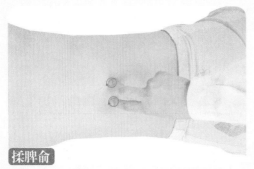

揉脾俞

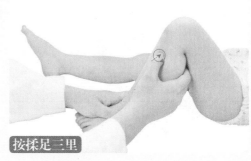

按揉足三里

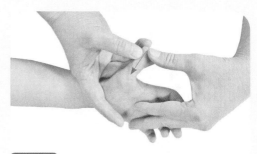

清脾胃

【辨证推拿】②积食者加清脾胃 100 次,清大肠 100 次,揉板门 100 次, 运内八卦 100 次,推中脘 5 分钟。

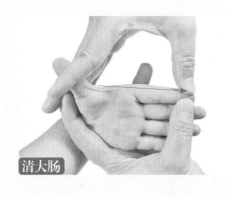

清大肠

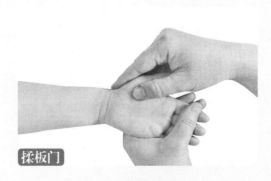

揉板门

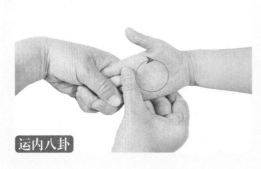

运内八卦

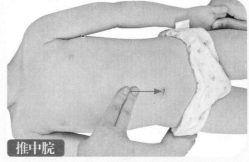

推中脘

【辨证推拿】③心热者加清小肠 100 次,水底捞月 100 次,清天河水 300 次,推六腑 300 次。

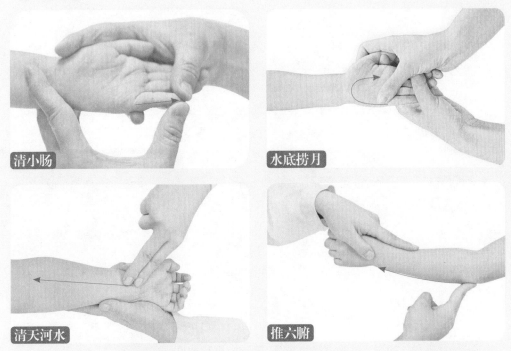

清小肠　　　水底捞月　　　清天河水　　　推六腑

【辨证推拿】④惊恐者加掐肝经 5 次,掐心经 5 次,掐小天心 5 次,掐精宁 5 次。

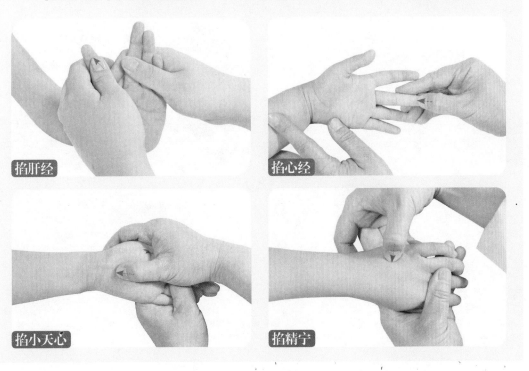

掐肝经　　　掐心经　　　掐小天心　　　掐精宁

咳 嗽

小儿咳嗽四季均可发病,尤以冬春季为多。咳嗽是呼吸道防御性反射运动。多种疾病如上呼吸道感染、肺炎及百日咳、麻疹等传染性疾病均可引起咳嗽,而本文所述及的仅是指以咳嗽为主症的急、慢性支气管炎,发病可急可缓,病原为各种病毒及细菌,或合并感染。营养不良、佝偻病、变态反应,及慢性鼻炎、咽炎等皆可为本病的诱因。

中医认为,五脏六腑皆令人咳,咳为气逆,嗽为有痰,内感外伤之因甚多,但以肺脏为主。凡外感或内伤等诸因所致之肺气宣降功能失调,气逆痰动,均可产生。

1. 外感咳嗽　咳嗽有痰,鼻塞,流涕,恶寒,头痛,苔薄,脉浮。若为风寒者兼见痰、涕清稀色白,恶寒重而无汗。苔薄白,指纹浮红,脉浮紧。若为风热者兼见痰、涕黄稠,稍畏寒而微汗出,口渴,咽痛,发热。苔薄黄,指纹浮红,脉浮数。

2. 内伤咳嗽　久咳,身微热或干咳少痰,或咳嗽痰多,食欲不振,神疲乏力,形体消瘦。苔薄色绛,指纹沉紫,脉沉无力。

【治法】宣通肺气,解痉止咳。

【常用方】清肺经 100 次,揉天突 300 次,揉膻中 30 次,推膻中 150 次,揉乳旁 100 次,揉乳根 100 次,擦膻中擦热为度,擦肺俞擦热为度。

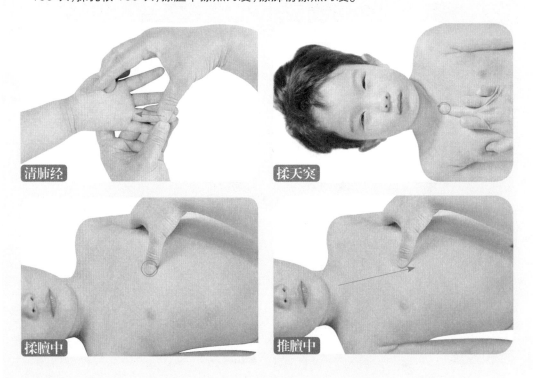

清肺经　　揉天突

揉膻中　　推膻中

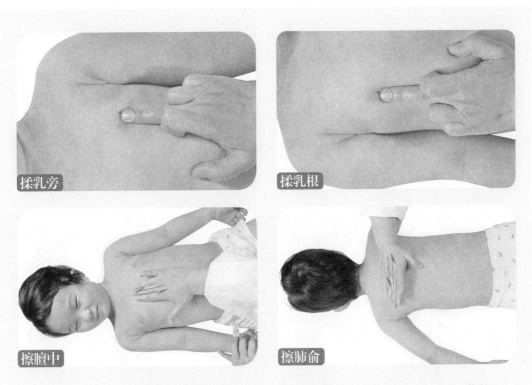

【辨证推拿】①外感咳嗽者加开天门50次，分推坎宫50次，推太阳50次，黄蜂入洞50次，按风池10次，推六腑300次，拿合谷50次，揉大椎100次。

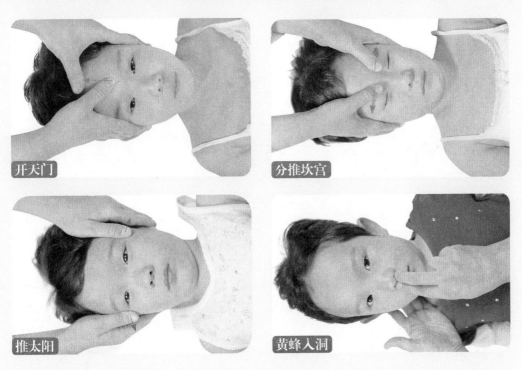

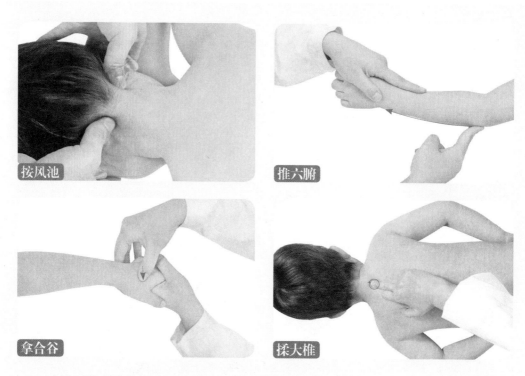

按风池　　推六腑

拿合谷　　揉大椎

【辨证推拿】②偏寒者加揉太阳 50 次,揉外劳宫 100 次,揉二扇门 100 次,推三关 300 次,擦膻中擦热为度,擦肺俞擦热为度。

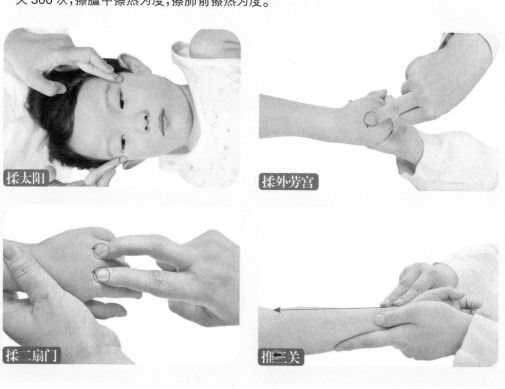

揉太阳　　揉外劳宫

揉二扇门　　推三关

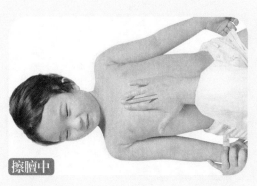

擦膻中

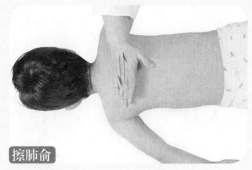

擦肺俞

【辨证推拿】③偏热者加推六腑
300 次,开胸 30 次,开背 30 次。

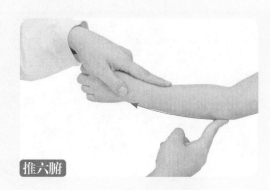

推六腑

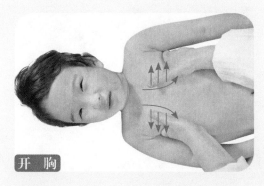

开　胸

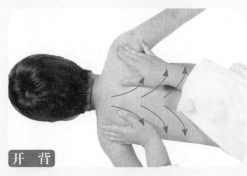

开　背

【辨证推拿】④内伤咳嗽者加补脾
经 300 次,补肾经 300 次,补肺经 300
次,揉中脘 5 分钟,按揉足三里 50 次,
揉肺俞 100 次,揉肾俞 100 次。

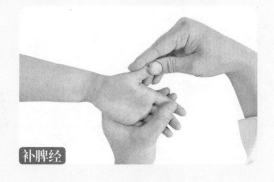

补脾经

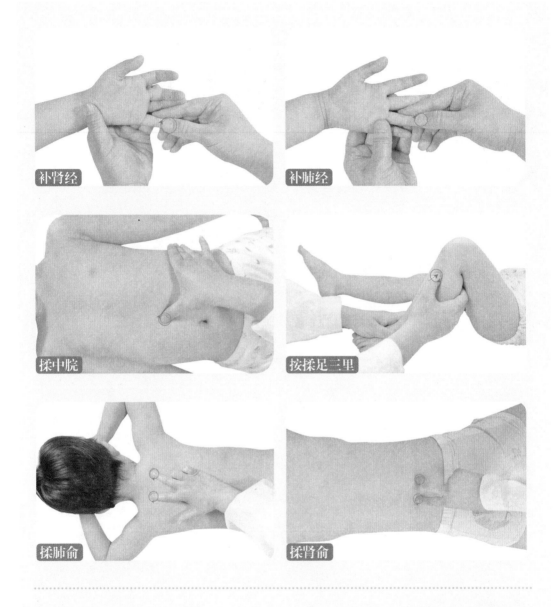

补肾经　补肺经

揉中脘　按揉足三里

揉肺俞　揉肾俞

【处方二】推大椎 300 次,揉风门 300 次,揉肺俞 300 次。

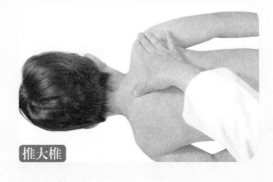

推大椎

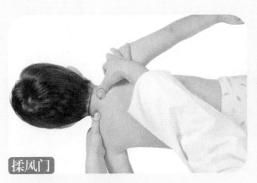

揉风门

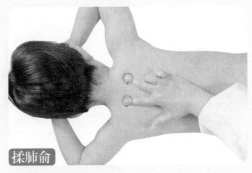

揉肺俞

【辨证推拿】①外感者加抹印堂3~5遍,揉太阳50次,拿颈项3~5遍,拿合谷3遍;

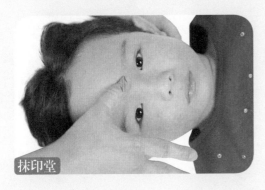

抹印堂

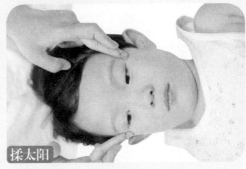

揉太阳

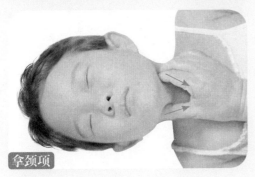

拿颈项

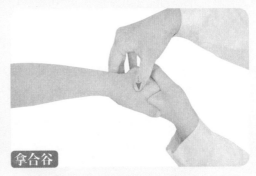

拿合谷

【辨证推拿】②内伤者,加揉中脘5分钟,用一指禅推或指揉肾俞300次,擦命门以热为度。

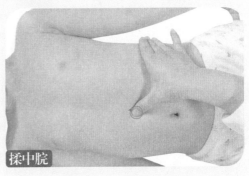

揉中脘

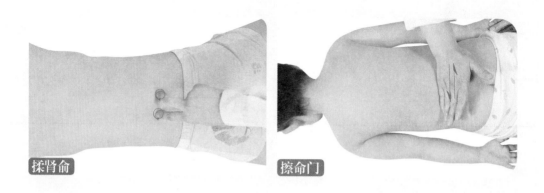

揉肾俞　　　　　　　　擦命门

①慎衣着,适寒热,防外感。②少食辛、辣、香、燥、炙及肥甘厚味的食物,防内伤乳食。③外邪未解之前,忌食油腻荤腥;咳嗽未愈之前,忌食过咸过酸食物。

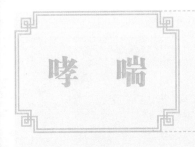

哮喘

小儿哮喘是一种发作性的痰鸣气喘疾病，临床上以阵发性哮鸣气促、呼气延长为特征，严重时可出现张口抬肩、呼吸困难、难以平卧等症状。喘是指呼吸时气息急促；哮是指声响、呼吸时喉中有哮鸣声。哮与喘虽是两个不同的证候，但密切关联，难以区分，故通称哮喘。

哮喘病又称为支气管哮喘，这是一种常见的呼吸道过敏性疾病。由于支气管反应性增高，支气管黏膜水肿，分泌物增多而黏稠，管壁平滑肌收缩使气道发生可逆性痉挛和狭窄，引起发作性带有喘鸣音的呼气性呼吸困难。本病多见于 4~5 岁以上小儿，婴幼儿时期也可开始发病。过敏因素或气候变化、情绪激动均可引起发作。多数患儿经治疗，生长发育成熟后，能逐渐康复。

中医认为哮喘发作主要原因在于小儿素有痰饮内伏，复为外邪六淫所侵，或食冷酸咸肥甘所伤，或情志抑郁，或环境骤变，吸入粉尘、煤烟等诱因，触动伏痰，痰随气动，气因痰阻，相互搏击，阻塞气道，而致肺管狭窄，气机升降不利，气痰相引，搏击喉间，发为呼吸困难，气息喘促，喉间哮鸣。

寒喘，则兼见形寒无汗，咳痰稀白多沫，四肢不温，面色苍白，口不渴。指纹红，苔薄白，脉浮滑。

阳虚者，可见面色青灰，神疲肢冷，头汗涔涔，小便清长。

热喘者，则兼见发热、面红，痰稠色黄，口渴喜冷饮，小便黄赤，大便干结。指纹紫，苔薄黄，脉滑数。

【治法】宽胸通降，化痰平喘。

【常用方】清肺经 100 次，补脾经 300 次，按天突 10 次，揉膻中 50 次，揉乳根、乳旁各 50 次，按弦走搓摩 10 遍，揉丹田 3~5 次，捏脊 3~5 遍，推或揉肺俞 300 次。

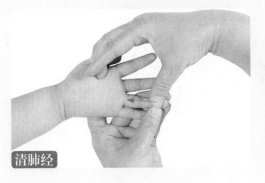

清肺经

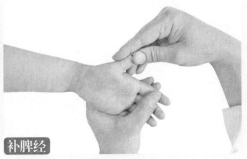

补脾经

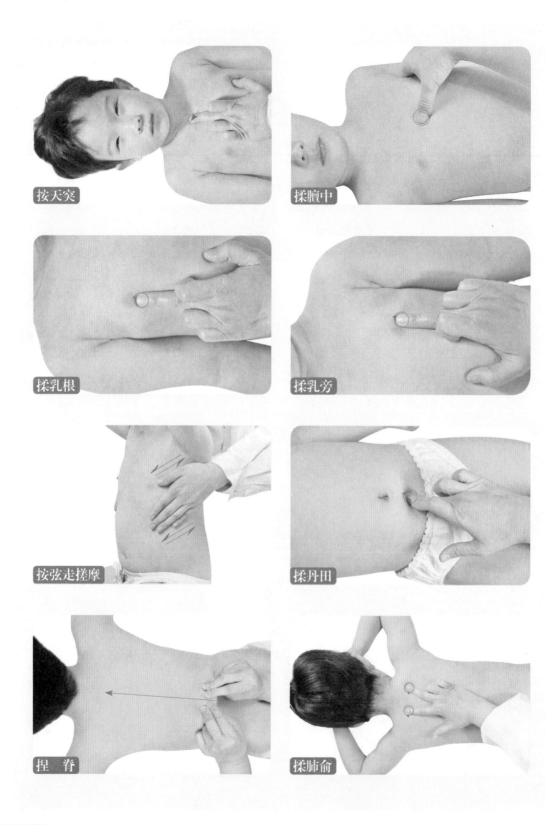

按天突

揉膻中

揉乳根

揉乳旁

按弦走搓摩

揉丹田

捏　脊

揉肺俞

【辨证推拿】①喘者加补肺经300次，拿合谷5次，推三关300次，擦膻中以热为度，按风池5次，拿肩井5次，擦肺俞以热为度。

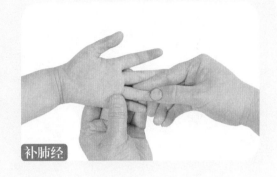

补肺经

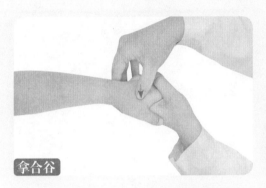

拿合谷

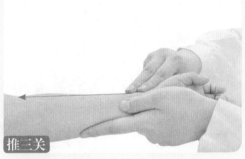

推三关

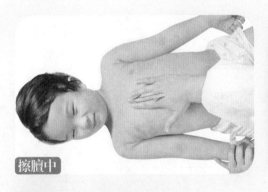

擦膻中

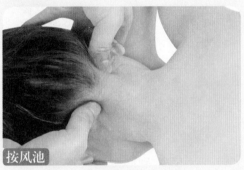

按风池

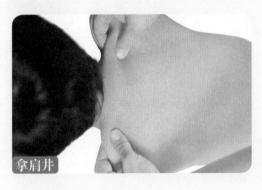

拿肩井

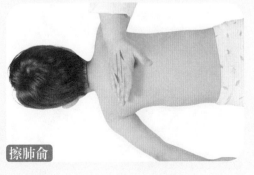

擦肺俞

【辨证推拿】②寒喘兼阳虚者加补肺经 300 次,补肾经 300 次,一指禅推或揉脾俞 300 次,一指禅推或揉肾俞 300 次,按揉三阴交 50 次。

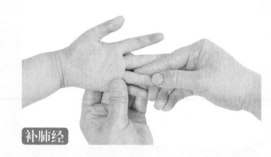
补肺经

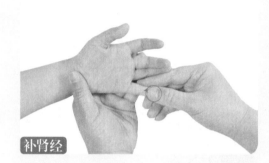
补肾经

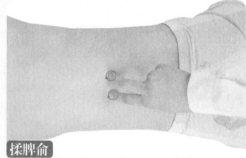
揉脾俞

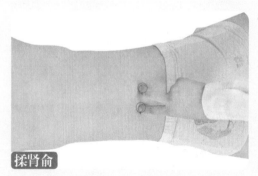
揉肾俞

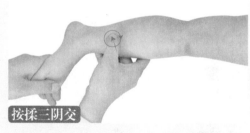
按揉三阴交

【辨证推拿】③热喘者加清大肠 100 次,推六腑 300 次,分推膻中 10 遍,推脊 30 次。

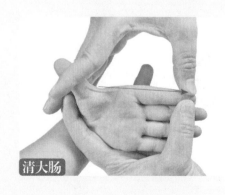
清大肠

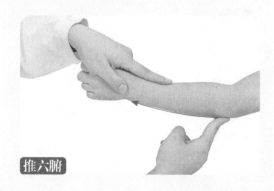
推六腑

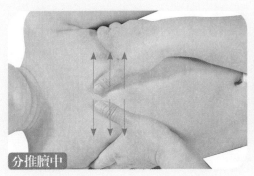

分推膻中

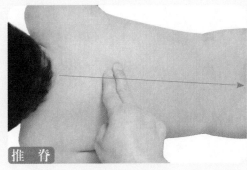

推脊

【处方二】抹印堂 3~5 次,洗井灶 3~5 次,拿风池 3~5 次,推定喘 300 次,拍胸背 15 次,分推肺俞 15 次,按丰隆 30 次。

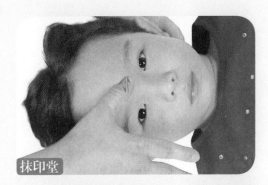

抹印堂

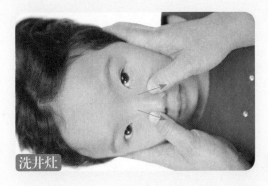

洗井灶

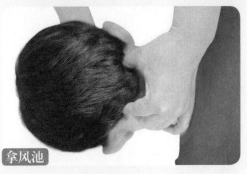

拿风池

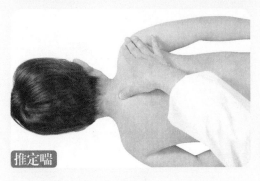

推定喘

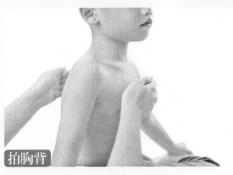

拍胸背

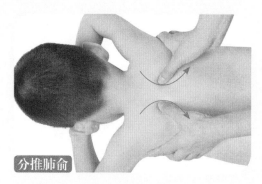

分推肺俞

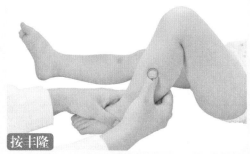

按丰隆

【辨证推拿】①偏寒者加擦胸部、横擦背部各 3~5 遍,擦肾俞擦热为度。

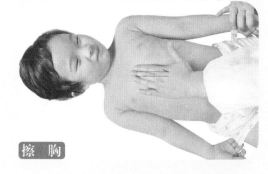

擦　胸

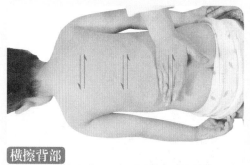

横擦背部

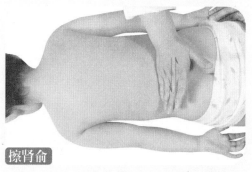

擦肾俞

【辨证推拿】②寒喘兼阳虚者加擦督脉、擦肾俞均以擦热为度。

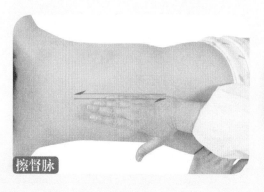

擦督脉

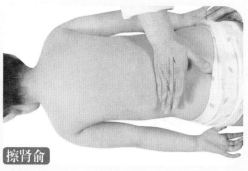

擦肾俞

发　热

发热是指体温异常升高。体温的恒定受体温调节中枢的支配,通过自主神经及其各组织器官的温度感受器的冲动来调节产热和散热过程,保持两者的功能达到平衡。正常小儿每日体温可有波动,当超过基础体温1℃时,可认为是发热(测体温应在活动后半小时,进食后1小时为准)。

中医认为发热可根据其感邪之不同和体质的因素分为外感、内伤两个方面。外感发热常因六淫之邪及疫病之气所引起,发病较急,属实证为多;内伤发热多为乳食积滞、气血虚弱致脏腑功能失调而成,起病较缓,属虚证为多。

1. **外感发热**　小儿形气未充、腠理疏薄、表卫不固,加以冷热不能自调,易为外邪侵袭,肺合皮毛,主一身之表,开窍于鼻。风邪自口鼻、皮毛而入,客于肺卫,而见恶寒、发热、鼻塞等。外感发热中有感冒风寒、风热之别,但以外感风寒为多见。肺为娇脏,肺脏受邪,失于宣肃,气机不利,津液停积为痰阻气道;甚则扰乱神明,引动肝风,而见夹痰、夹滞、夹惊等兼证。偏于风寒者,发热,畏寒,无汗,鼻塞,流清涕,喷嚏,苔薄白,指纹浮红,脉浮紧。偏于风热者,高热,少汗,鼻塞,流浊涕,喷嚏,咽喉红肿疼痛,舌红苔薄黄,指纹浮紫,脉浮数。夹痰者,咳嗽,痰鸣,气急,鼻煽;夹滞者,腹胀,纳呆,呕吐,大便臭秽;夹惊者,烦躁不安,惊跳抽动,神昏谵语等。

2. **阴虚内热**　小儿先天不足或后天失调,热病耗气伤阴,阴亏而致火旺,火旺则阴愈亏,以致虚热不退。症见颜面红,潮热,午后低热,心烦易怒,少寐,盗汗,口干引饮,唇燥,形瘦,食少。舌红苔剥,指纹淡紫,脉虚数。

3. **伤食发热**　小儿"脾常不足",哺乳喂养重在"乳贵有时,食贵有节"。若饮食不节或不洁,则损伤脾胃,造成乳食停蓄,蕴积生湿热。发热,腹胀,腹痛拒按,嗳腐吞酸,口渴引饮,纳呆,便秘。舌红苔黄腻,指纹沉紫,脉沉滑。

【治法】通解清热。

【常用方】开天门50次,分推坎宫50次,揉太阳50次,清肺经100次,清天河水300次。

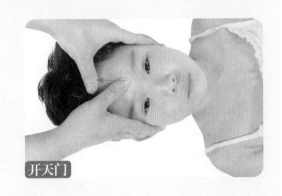

开天门

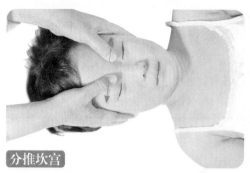

分推坎宫

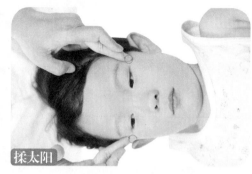

揉太阳

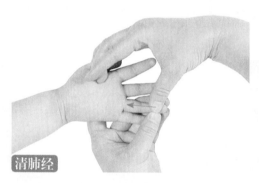

清肺经

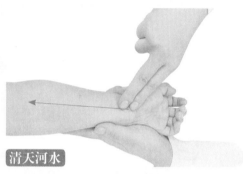

清天河水

【辨证推拿】①偏风寒者加推三
关 300 次,掐揉二扇门 3~5 次,拿风池
3~5 次。

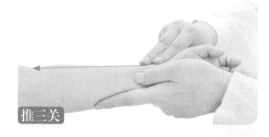

推三关

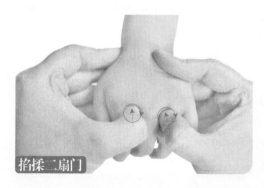

掐揉二扇门

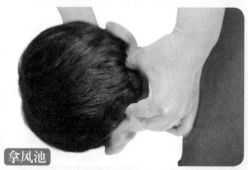

拿风池

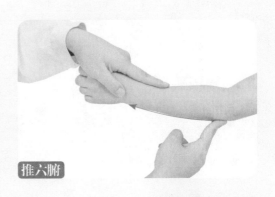

推六腑

【辨证推拿】②偏风热者加推六腑300 次，夹惊者加掐精宁、威灵 30 次。

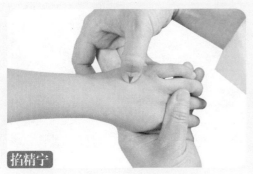

掐精宁

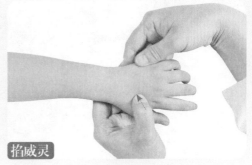

掐威灵

【辨证推拿】③阴虚内热加补脾经300 次，补肺经 300 次，推手心 50 次，揉二人上马 50 次，清天河水 300 次，推足心 50 次，按揉足三里 50 次。

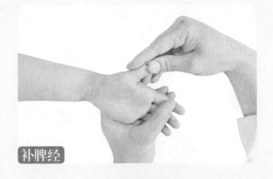

补脾经

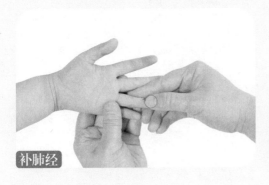

补肺经

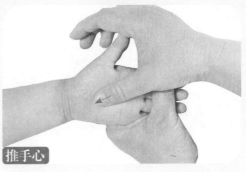

推手心

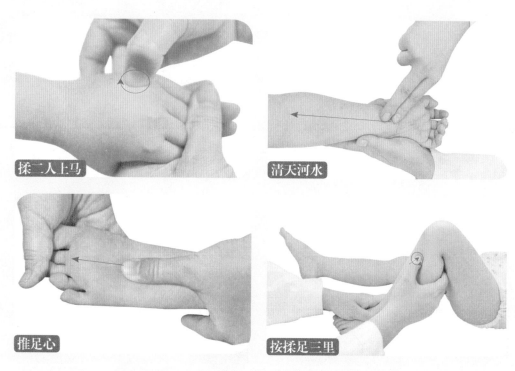

揉二人上马　　清天河水

推足心　　按揉足三里

【辨证推拿】④伤食发热加清胃经 300 次,清大肠 100 次,揉板门 100 次,运内八卦 50 次,清天河水 300 次,推六腑 300 次,摩腹 5 分钟,揉天枢 300 次。

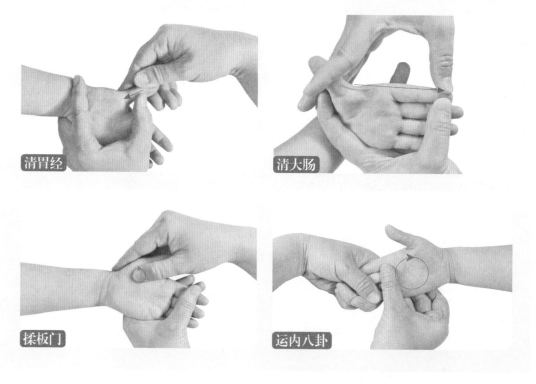

清胃经　　清大肠

揉板门　　运内八卦

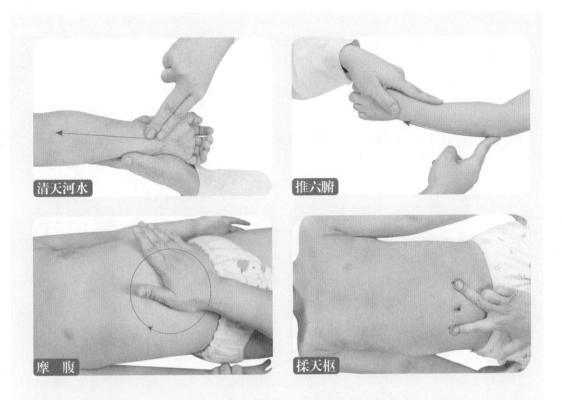

清天河水

推六腑

摩　腹

揉天枢

注意事项

①加强护理,慎衣食,适寒热,避风邪,防外感。②饮食有节,以免损伤脾胃。③病后注意营养,以免气血津液亏损。④发热高且不退,可一日推拿2~3次。

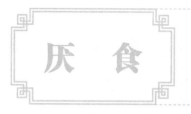

厌食

厌食又称恶食,是以长期食欲不振,甚至不思饮食或拒食为主要临床表现,若外感、内伤等疾病引起的食欲不振则不属本病范畴。

不良的饮食习惯常是厌食的主要原因,高蛋白、高糖的浓缩饮食促使食欲下降;饭前吃零食,以及吃饭不定时、生活不规律、情绪变化,以及气候的变化等都可影响中枢神经系统的调节功能和消化液的分泌,从而造成厌食。另外,胃肠道的疾病及一些全身性的疾病均可影响消化系统的功能,而导致厌食。长期厌食可导致严重的营养不良和体力的极度衰弱,应引起家长高度重视。

中医认为小儿脏腑娇嫩,脾常不足,若乳食不节,痰湿滞留,或病久脾虚,均可影响脾胃的受纳运化功能。

1. 脾胃积食　喂养不当,进食无定时定量,饥饱无常,脾胃受损,则受纳运化功能减弱,而致纳食不香、厌食等症状。症见食欲减退,纳食不香,腹胀痛拒按,恶心呕吐,手足心热,烦躁不宁,睡眠不安,大便秽臭。舌苔黄、白腻,指纹紫滞,脉滑数有力。

2. 脾胃虚弱　小儿素体虚弱或久病元气耗伤,致脾胃运化乏力,脾胃虚弱,湿邪内生,脾阳受困,纳运失常,而见神疲纳呆、不思乳食等症状。症见食欲不振,面色白,形体瘦弱,神倦乏力,或大便溏薄,唇色较淡。舌无苔或少苔,指纹淡红,脉细弱无力。

【治法】健脾开胃,通达中焦。

【常用方】补脾经300次,摩腹5分钟,揉中脘300次,按揉足三里50次,捏脊3~5遍。

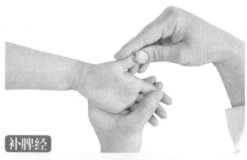
补脾经

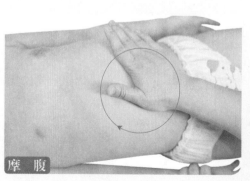
摩腹

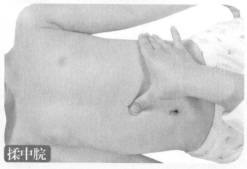
揉中脘

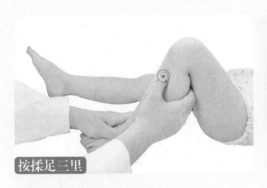
按揉足三里

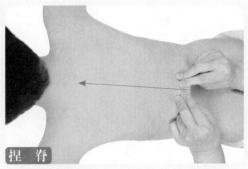
捏　脊

【辨证推拿】①脾胃积食者加清脾胃 100 次，揉板门 100 次，清天河水 300 次，一指禅推或指揉脾俞 300 次，一指禅推或指揉胃俞 300 次。

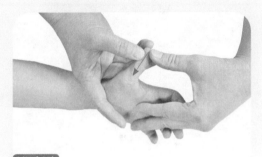
清脾胃

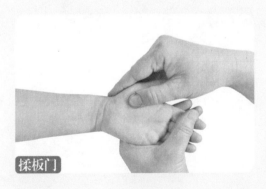
揉板门

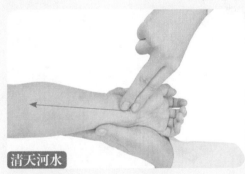
清天河水

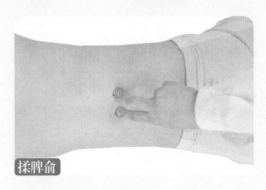
揉脾俞

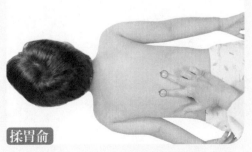
揉胃俞

【辨证推拿】②脾胃虚弱者加推三关 300 次,揉外劳宫 100 次,一指禅推或指揉脾俞 300 次,一指禅推或指揉胃俞 300 次。

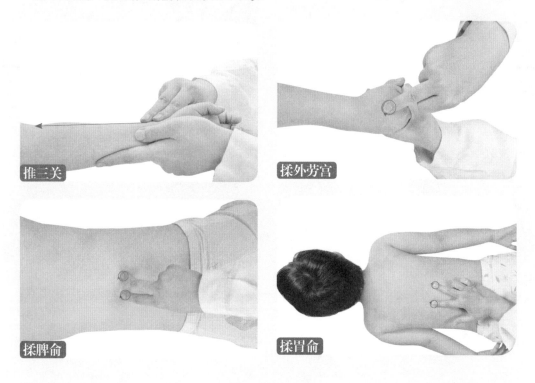

推三关

揉外劳宫

揉脾俞

揉胃俞

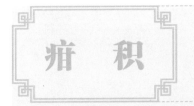

疳 积

疳积俗称奶痨,是疳证与积滞的总称。积与疳有因果关系,在临床表现上虽有轻重之别,但关系密切难以截然分开,故俗称之为疳积。

疳积与小儿营养不良相类似,营养不良又称蛋白质—热能营养不良,即蛋白和能量的供给不足,由于营养素摄入不足,消化、吸收、利用障碍,导致患儿消瘦、浮肿、生长发育迟缓、免疫力低下,甚至出现心理障碍。临床以能量供应不足为主的称为消瘦型,以蛋白质供应不足的称为浮肿型。

中医认为积是指小儿因内伤乳食、停滞不化、气滞不行所形成的一种慢性胃肠疾患,以不思乳食、食而不化、腹部胀滞、大便不调为特征。积久不消,转而为疳,故有"无积不成疳""积为疳之母"之说。疳则指小儿因饮食失调、喂养不当,使脾胃受损、气液耗伤,以全身虚弱、羸瘦、面黄发枯为特征。故古人说疳为甘、为干,前者指病因,后者指病症。

1. 乳食伤脾　由于喂养不当或不足,饮食过量或无定时,饥饱无度,或过食肥甘甜腻,损伤脾胃,脾胃运化受纳失常,积滞内停,水谷精微不能运化,积久不消,转而成疳。症见形体消瘦,体重不增,腹部胀满,纳食不香,精神不振,睡眠不佳,大便不调,常有恶臭,尿如米泔,苔厚腻,指纹色紫,脉弦滑。

2. 脾胃虚弱　小儿脾常不足,因伤乳食、久病、断乳,致脾胃虚弱,无以生化气血精微,输布无能,而致疳积。面色萎黄或面色白,毛发稀疏、枯黄,骨瘦如柴,精神萎靡或烦躁,睡不宁,哭声低微,四肢不温,腹部凹陷,大便溏薄,舌淡,舌苔薄,指纹淡而不显,脉细弱。

【治法】消食通导,健脾和胃。

【常用方】掐揉四横纹 5 次,揉板门 50 次,摩腹 5 分钟,捏脊 3~5 遍,按揉足三里 50 次。

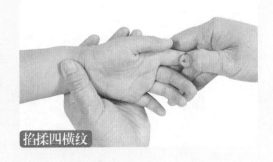

掐揉四横纹

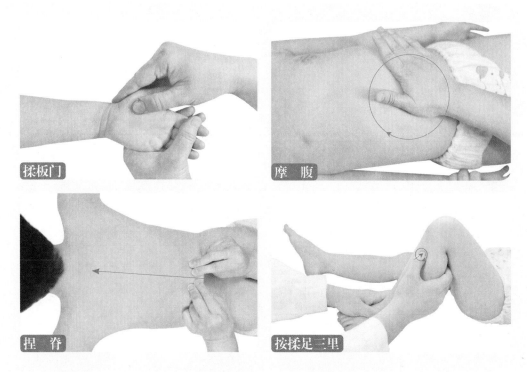

揉板门　摩腹　捏脊　按揉足三里

【辨证推拿】①乳食伤脾者加清脾胃 100 次,清大肠 100 次,分推腹阴阳 50 次,揉中脘 5 分钟。

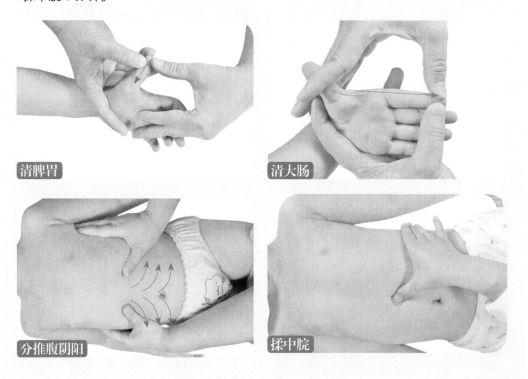

清脾胃　清大肠　分推腹阴阳　揉中脘

【辨证推拿】②气血两亏者加补脾胃 300 次,推三关 300 次,揉外劳宫 100 次,揉中脘 5 分钟,一指禅推或指揉脾俞 300 次,一指禅推或指揉胃俞 300 次。

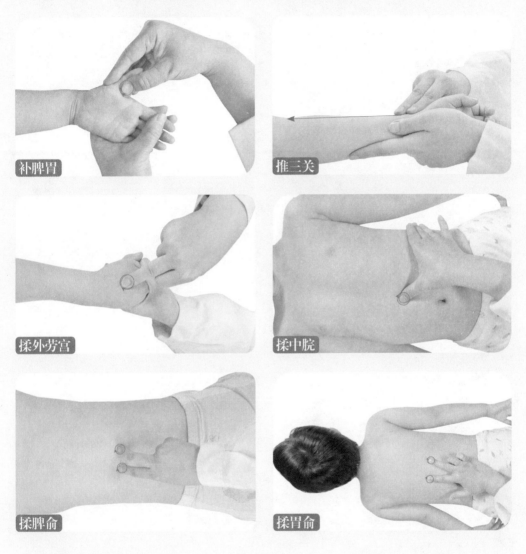

补脾胃

推三关

揉外劳宫

揉中脘

揉脾俞

揉胃俞

注意事项

①乳婴儿尽可能母乳喂养。②小儿喂养须定质、定量、定时。③防止小儿偏食、嗜零食的习惯。④补充营养,增强体质。⑤疳积之证宜早防早治,以免迁延日久累及其他脏腑而缠绵难愈。

凡消化道内食物向上逆行而自口腔吐出,称为呕吐,是消化道运动功能障碍的一种表现。可见于多种疾病,如食管炎、急性胃炎、幽门痉挛、早期肠炎、肠梗阻、中枢神经系统疾病等。严重呕吐的患儿,若护理不当呕吐物吸入可引起窒息,造成严重后果。长期呕吐影响营养吸收,可致营养不良。

中医认为凡外感邪气、内伤乳食、大惊卒恐,以及其他脏腑疾病影响到胃之受纳,致胃失和降、胃气上逆者,均可引起呕吐。

1. 外邪犯胃　由于小儿脏腑娇嫩,脾胃运化功能尚未健全,加之风、寒、暑、湿之邪犯胃,导致胃失和降、气机上逆。症见突然呕吐,来势较急,频繁发作,呕吐食物、黏液或胆汁,奶片不化,胃脘痛,腹泻。若为风寒之邪,多见恶寒发热、四肢欠温、大便溏薄等;如为暑湿秽浊之邪,则有胸闷不舒、心烦口渴、口腻、吐物酸臭、身热烦躁、便秘溲黄。苔薄白,脉浮,指纹红或紫。

2. 饮食失调　饮食不节或不洁,导致胃腑受损,食物停滞不化,郁久化热,热蕴阳明,胃气不能下行,上逆而致。症见不思饮食,嗳气厌食,脘腹胀满,食入即吐,呕吐酸腐,吐后较安,口气秽臭,矢气恶臭,便秘或泻下秽臭不消化物。苔厚腻,脉实,指纹滞紫。

3. 脾胃虚弱　病后体弱,胃气虚弱或胃阴不足,运化失司,不能承受水谷而引起。症见食入稍多即吐,次数多而吐物少,时作时止,四肢不温,神疲乏力。舌质淡,脉虚细无力,指纹沉色淡。

乳汁自口角溢出,亦是新生儿时期比较常见的现象,称为"溢乳"。这是由于胃内乳汁较多,或吮乳时吞入少量空气所致,也与乳儿胃呈水平位、胃肌尚未发育完全、贲门肌较弱、幽门肌紧张度高这一解剖特点有关。因此,溢乳现象不属病态。

【治法】和胃降逆止吐。

【常用方】推板门 100 次,推膻中 300 次,揉中脘 300 次,摩腹 5 分钟,按揉足三里 50 次,揉胃俞 300 次。

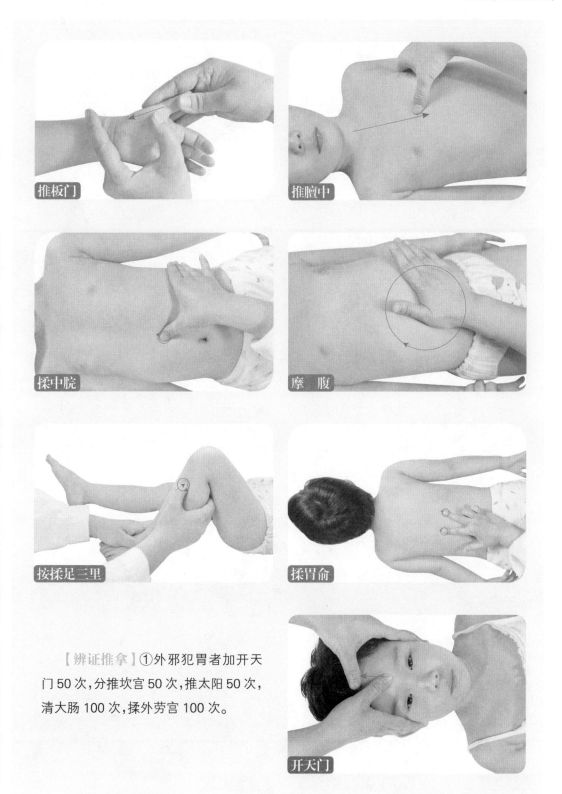

推板门

推膻中

揉中脘

摩　腹

按揉足三里

揉胃俞

【辨证推拿】①外邪犯胃者加开天门 50 次，分推坎宫 50 次，推太阳 50 次，清大肠 100 次，揉外劳宫 100 次。

开天门

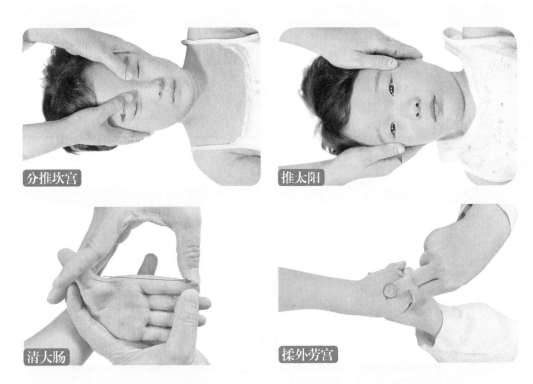

分推坎宫 推太阳 清大肠 揉外劳宫

【辨证推拿】②伤食者加清脾胃 100 次,清大肠 100 次,运内八卦 50 次,推下七节骨 50 次。

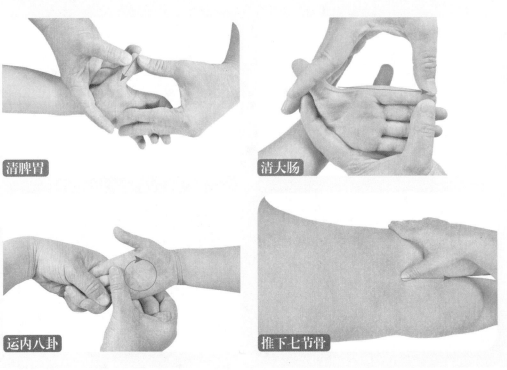

清脾胃 清大肠 运内八卦 推下七节骨

【辨证推拿】③脾胃虚弱者加补脾经300次,揉板门100次,分推腹阴阳50次,捏脊3~5次。

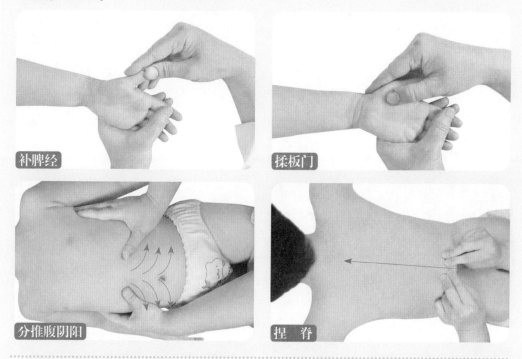

补脾经　　揉板门

分推腹阴阳　　捏　脊

【处方二】摩中脘3~5分钟,推脾俞300次,推胃俞300次,按揉足三里50次。

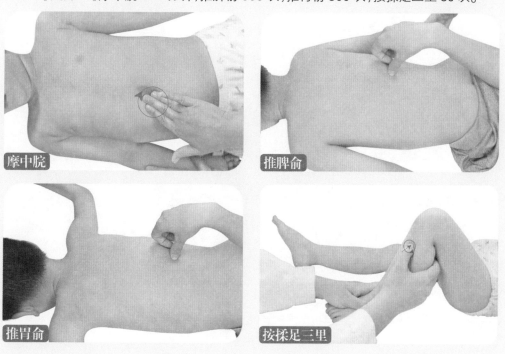

摩中脘　　推脾俞

推胃俞　　按揉足三里

【辨证推拿】①外邪犯胃者加抹印堂 3~5 次,按风池 3~5 次,一指禅推或指揉胃俞 300 次。

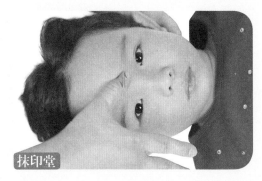

抹印堂

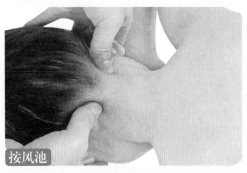

按风池

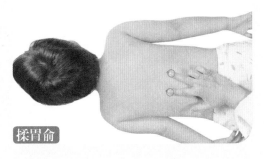

揉胃俞

【辨证推拿】②伤食者加揉中脘 5 分钟,摩中脘 5 分钟。

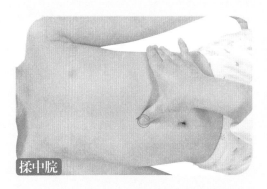

揉中脘

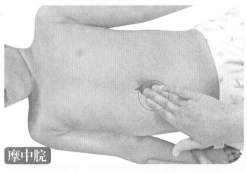

摩中脘

【辨证推拿】③脾胃虚弱者加摩腹 5 分钟,推肾俞 300 次。

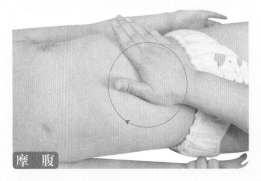

摩 腹

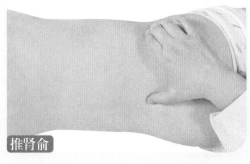

推肾俞

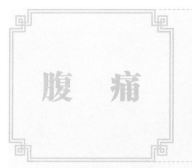

腹痛是指胃脘以下,脐之四旁,以及耻骨以上的部位发生疼痛的症状。小儿腹痛可分为器质性腹痛与功能性腹痛两种,器质性病变是指腹内器官有病理解剖上的变化,如阑尾炎、肠梗阻、腹膜炎、消化性溃疡等;功能性腹痛则多由单纯的胃肠痉挛引起。本篇所指的则是无外科急腹症指征的腹痛。

中医认为,由于肝、胆、脾、胃、肠、肾、膀胱等脏腑均居于腹内,足三阴经、足阳明经、足少阳经,冲脉、任脉、带脉等经脉都循行腹部,因此,无论外感内伤都能影响上述脏腑经脉正常的功能,导致气机郁滞不通、气血运行受阻或气血不足温养,进而引起腹痛。临床以感受寒邪、乳食抟结肠间、气滞不通,以及虫扰为多。

1. 感受寒邪　寒气侵袭,寒气抟结肠间。寒主收引,寒凝则气滞,经络不通,气血瘀阻不畅而痛。症见腹痛急暴,喜按怕冷,得温痛减,遇冷痛甚,常伴恶寒发作、小便清利、大便溏薄。舌苔薄白,指纹滞红,脉沉紧或弦。

2. 乳食积滞　乳食不节,食停中焦,气机郁阻不通;或郁久化热,热结肠胃,腑气不通,燥热闭结而腹痛。症见腹胀疼痛,啼哭曲腰,拒按,不思乳食,嗳腐泛酸,恶心呕吐,矢气则舒,泻后痛减。苔白腻,指纹滞紫,脉沉滑。

3. 虫扰　乳食不洁,虫居于肠,或扰肠中,或窜胆道,或扭结成团,气血逆乱而致。症见腹痛突然发作,脐周为甚,按之有块,时隐时现,攻痛顶痛,时作时止,吐涎及清水。指纹沉紫,脉弦紧。

4. 脾胃虚寒　体素虚弱,或久病脾虚,脾阳不振,运化无能,寒湿停滞,气血失养,而致腹痛。症见腹痛隐隐,喜温喜按,面色萎黄,形体消瘦,食欲不振,时有腹泻。舌淡苔薄白,指纹淡红,脉沉细。

【治法】通和胃肠,调畅气血。

【常用方】揉外劳宫50次,揉一窝风50次,摩腹5分钟,揉脐3分钟,拿肚角3~5次,按揉足三里50次。

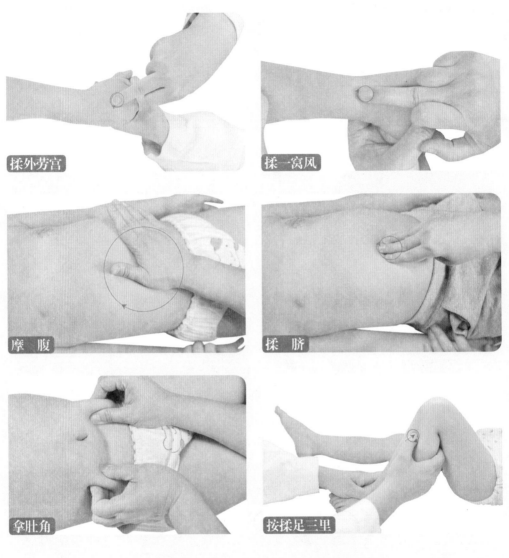

揉外劳宫　　揉一窝风

摩　腹　　揉　脐

拿肚角　　按揉足三里

【辨证推拿】①寒积者加推三关 300 次,揉一窝风 100 次。

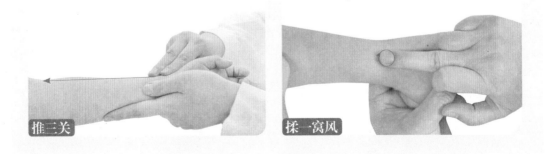

推三关　　揉一窝风

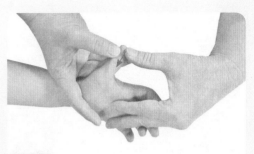

清脾经

【辨证推拿】②食积者加清脾经
100次,清大肠100次,推中脘100次,
分推腹阴阳50次,揉天枢50次。

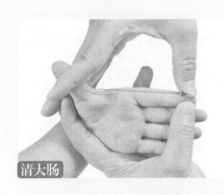

清大肠

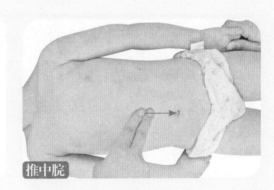

推中脘

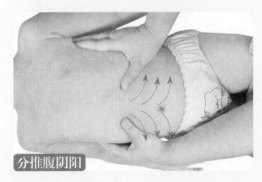

分推腹阴阳

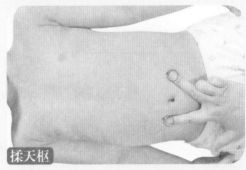

揉天枢

【辨证推拿】③虫扰腹痛者加搓脐
3分钟,抖脐3~5次,推脐100次。

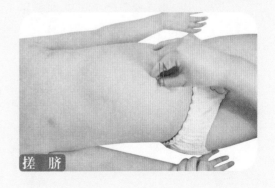

搓　脐

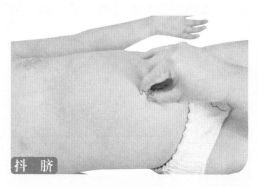

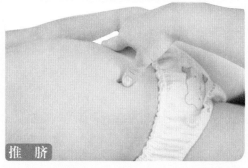

【辨证推拿】④脾胃虚寒者加补脾经 300 次,补胃经 300 次,揉板门 100 次,揉中脘 5 分钟。

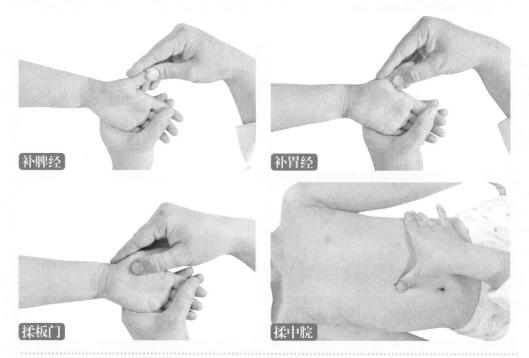

【处方二】推或揉胃俞 300 次,按揉足三里 3~5 次。

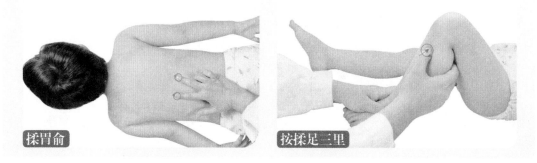

【辨证推拿】①寒积者加揉中脘5分钟,拿肩井3~5次。

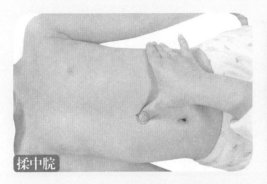

揉中脘

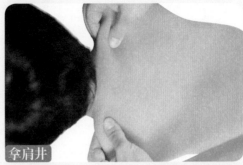

拿肩井

【辨证推拿】②食积者加摩腹5分钟,搓胁5~10次。

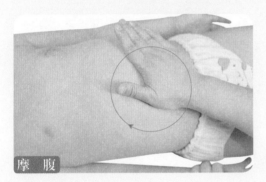

摩　腹

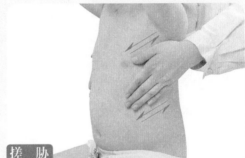

搓　胁

【辨证推拿】③虚寒者加推脾俞300次,推胃俞300次,擦肾俞擦热为度。

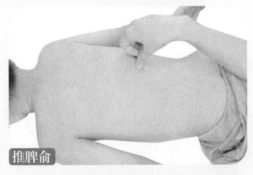

推脾俞

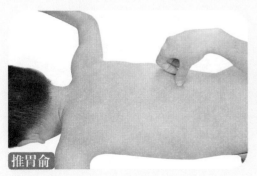

推胃俞

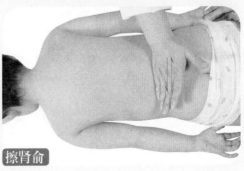

擦肾俞

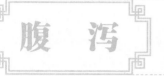

腹　泻

腹泻是指粪便溏薄,甚至稀薄如水样,每日大便次数增多。多发于夏秋季节,尤以2岁以下的小儿易发。

由于婴幼儿消化系统发育不成熟,功能不完善,神经调节差,胃酸与消化酶分泌较少,酶的活力低,饮食不当,以及肠道内受致病性大肠杆菌或病毒等感染,均可引起腹泻,甚者可造成水、电解质紊乱,引起脱水、酸中毒等危症。久泻迁延不愈,可严重影响小儿的营养、生长和发育。

中医认为小儿脾胃薄弱,生机蓬勃,阴生阳长均须脾胃化生更多的精微充盈机体,脾胃的负担相对较重。因此,无论感受外邪、内伤乳食或脾胃虚寒均可引起脾胃失调,而成腹泻。

1. 感受外邪　小儿脏腑娇嫩,易感外邪,凡暑热、湿困、寒凉等均能引起脾胃功能失司,造成腹泻。寒湿泻症见大便清稀,泡沫多,色淡,不臭,肠鸣腹痛,小便清长,苔白腻,指纹淡红,脉濡。湿热泻症见大便泻下稀薄,急迫暴注,色黄褐,味臭,小便短赤,苔黄腻,指纹色紫,脉数。

2. 内伤乳食　因饮食不节或不洁,使脾胃运化失职,不能腐熟水谷,而水反为湿,谷反为滞,水谷水分并走大肠而成腹泻。症见大便量多,稀薄,杂有残渣和乳块,气味酸臭,嗳气纳呆,脘腹胀满拒按,常伴呕吐、矢气,拒按,泻前哭闹,泻后缓解,苔厚腻,指纹色紫,脉滑。

3. 脾胃虚弱　若小儿先天禀赋不足,后天调补失当,或大病之后,而使脾胃虚弱,运化无能,清浊不分,形成腹泻。症见久泻不愈,大便水样,次数频多,食入即泻,色淡,时重时轻,面色萎黄,舌淡苔薄,指纹淡红,脉濡。

4. 脾肾阳虚　脾病及肾,可致肾阳虚冷,命门火衰,不能温煦脾土,脾阳不足,脾胃运化失常而腹泻。症见大便水样,次数频多,泄泻无度,完谷不化,面黄神萎,肢软无力,四肢厥冷,苔薄,脉细,指纹淡。

【治法】健脾利湿止泻。

【常用方】补脾经300次,补大肠100次,清小肠100次,摩腹5分钟,揉脐5分钟,揉龟尾100次,推上七节骨100次。

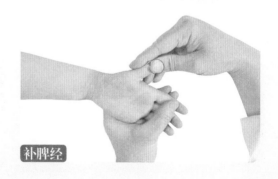

补脾经

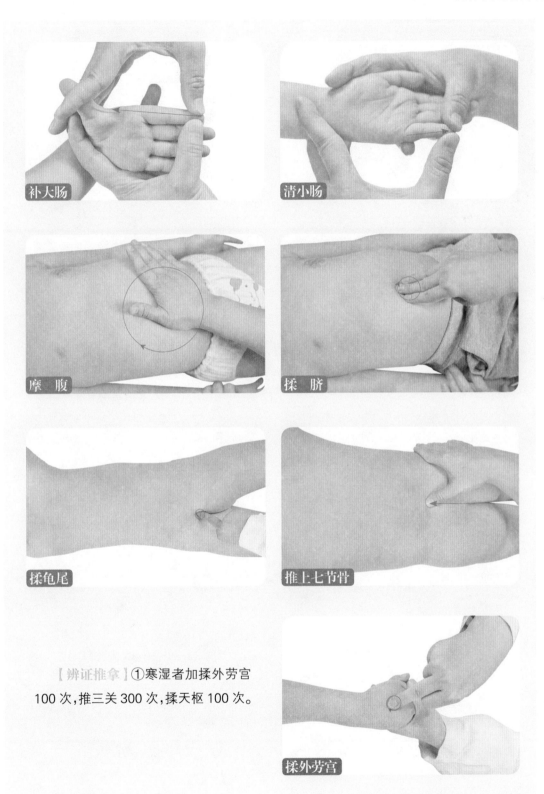

补大肠

清小肠

摩腹

揉脐

揉龟尾

推上七节骨

揉外劳宫

【辨证推拿】①寒湿者加揉外劳宫
100次,推三关300次,揉天枢100次。

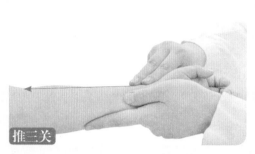

推三关

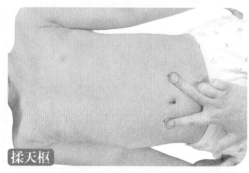

揉天枢

【辨证推拿】②湿热者加清大肠
100 次,推六腑 300 次,推下七节骨 50
次。

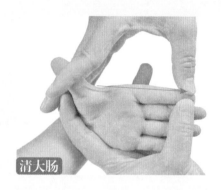

清大肠

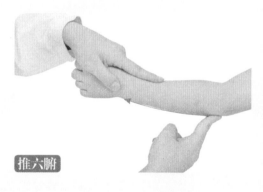

推六腑

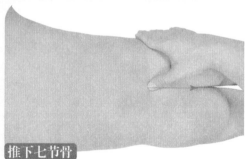

推下七节骨

【辨证推拿】③食积者加清脾胃
100 次,揉中脘 3 分钟,摩腹 3 分钟。

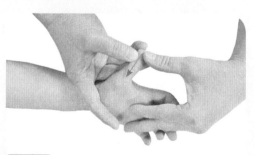

清脾胃

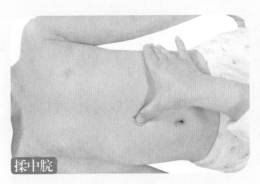

揉中脘

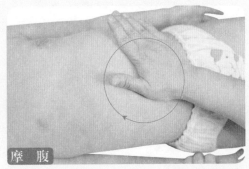

摩 腹

【辨证推拿】④偏于脾虚者加补脾经 300 次,推板门 100 次,运内八卦 50 次,捏脊 3~5 遍,按揉足三里 50 次。

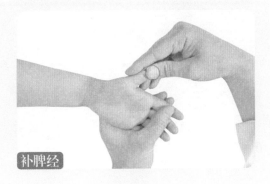

补脾经

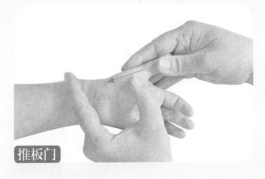

推板门

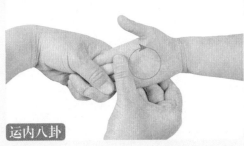

运内八卦

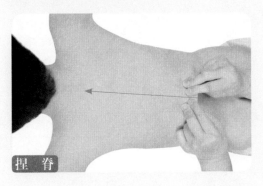

捏 脊

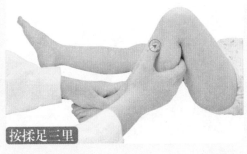

按揉足三里

【辨证推拿】⑤脾肾阳虚者加一指禅推或指揉肾俞 300 次,擦八髎擦热为度。

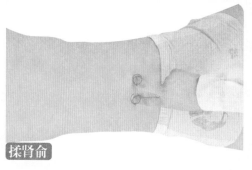
揉肾俞

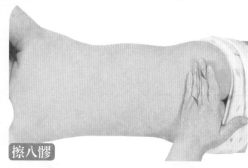
擦八髎

【处方二】摩腹 5 分钟,按揉足三
里 50 次,推脾俞 300 次。

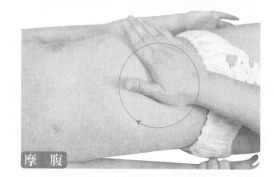
摩 腹

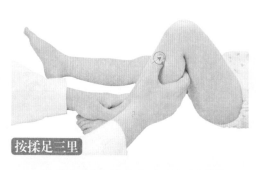
按揉足三里

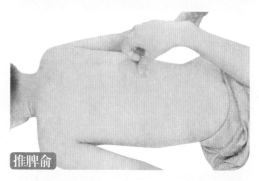
推脾俞

【辨证推拿】①湿热者加推大椎 300 次,按曲池 5~10 次。

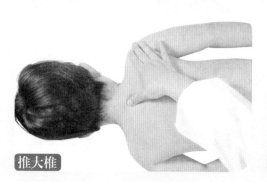
推大椎

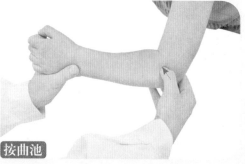
按曲池

【辨证推拿】②食积者加摩腹 5 分钟,推胃俞 300 次。

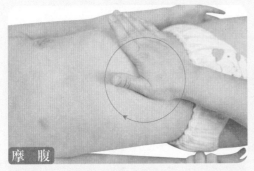

摩　腹

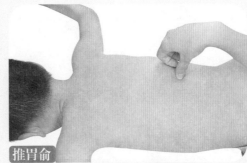

推胃俞

【辨证推拿】③脾虚者加揉中脘 5
分钟。脾肾阳虚者加揉中脘 5 分钟,
推肾俞 300 次,擦八髎擦热为度。

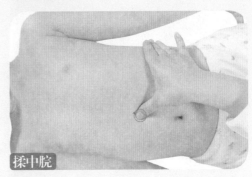

揉中脘

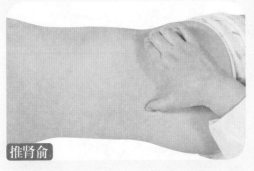

推肾俞

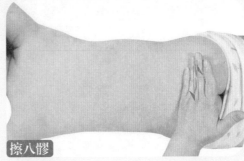

擦八髎

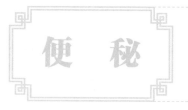

便　秘

便秘是指大便坚硬干燥，或艰涩难于排出，且排便时间延长的一种常见慢性病症，是儿科临床较为多见的一个证候，有时单独出现，有时继发于其他疾病的过程中。

粪便在结肠内积滞时间过长，水分被过量吸收，致粪便干燥，而排便困难。由于小儿饮食不足或质量不当，如食物纤维太少、饮食蛋白质过多、饮水量太少或突然改变饮食生活习惯均能引起便秘，此为最常见原因。另外，可继发于肠道畸形、肛周感染、营养不良（腹壁及肠壁张力低下）的患儿。

中医认为饮食入胃，经过脾胃运化，吸收其精微之后，所剩糟粕，由大肠传送而出。便秘的发生，主要由于大肠传导功能失常，粪便在肠内停留时久，水分被肠壁吸收，从而粪质过于干燥、坚硬所致；或气滞不行，气虚传导无力；或病后体虚，津液耗伤，肠道干涩等原因所致。便秘可以分为实秘与虚秘，前者多因燥结气滞而成，后者多因气血虚弱、津液不足而致。

1. 饮食不节　饮食不调，食物停滞，气滞不行，郁久化热，或因过食辛辣厚味，以致胃肠积热，耗损津液，腑气不通，大肠传导失职。症见大便干结，胸胁痞满，腹中胀满，面红身热，口臭心烦，口干欲饮，不思乳食，嗳气泛酸，小便短赤，苔黄腻，指纹紫滞，脉滑实或沉实。

2. 气血不足　素体虚弱或久病之后，气血不足，气虚则大肠传送无力，血虚则津液无以滋润大肠，肠道干涩。症见面色白，指爪无华，形瘦气怯，便软，便秘不畅，努挣难下，小便清长，腹中冷痛，喜热恶冷，四肢欠温，舌淡，苔薄，指纹淡，脉细。

【治法】导滞通便。

【常用方】清大肠 100 次，揉膊阳池 50 次，揉中脘 3 分钟，摩腹 5 分钟，揉龟尾 100 次，推下七节骨 100 次。

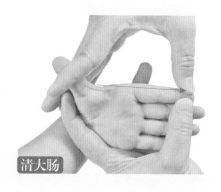

清大肠

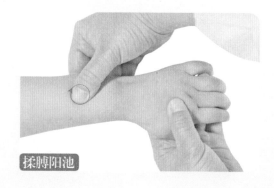

揉膊阳池

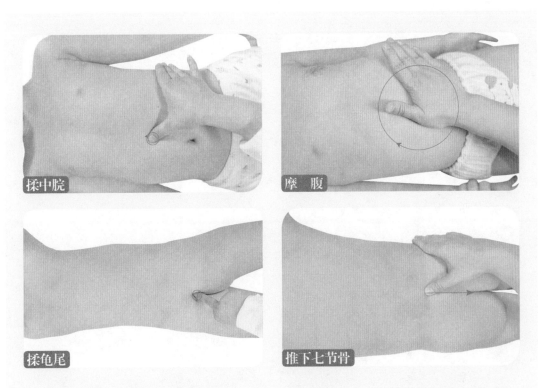

揉中脘　　摩腹

揉龟尾　　推下七节骨

【辨证推拿】①实秘者加清脾胃 100 次,推六腑 300 次,按弦走搓摩 5~10 次,揉天枢 100 次。

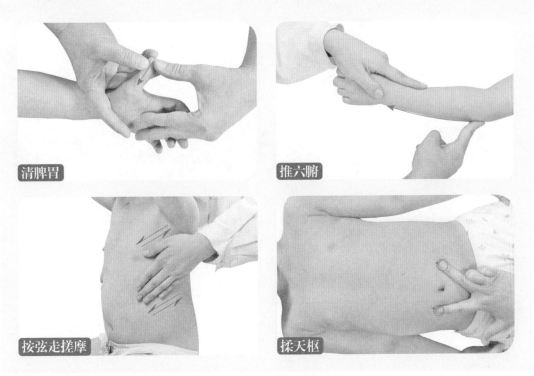

清脾胃　　推六腑

按弦走搓摩　　揉天枢

【辨证推拿】②虚秘者加补脾胃 300 次,推三关 300 次,捏脊 3~5 遍,按揉足三里 50 次。

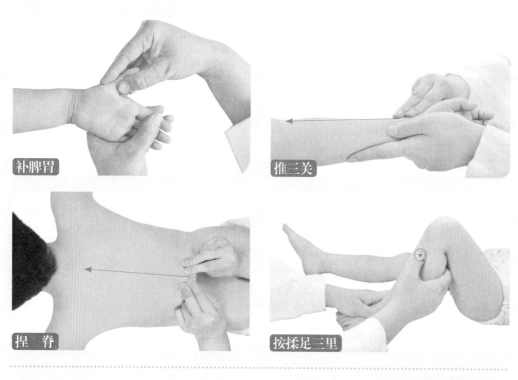

补脾胃　　　　　　　　　　　推三关

捏　脊　　　　　　　　　　　按揉足三里

【处方二】摩腹 3~5 分钟,揉天枢 3~5 分钟,揉足三里 50 次。

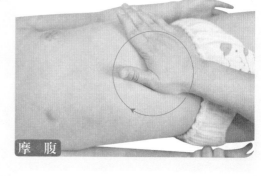

摩　腹

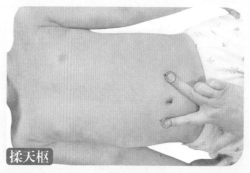

揉天枢

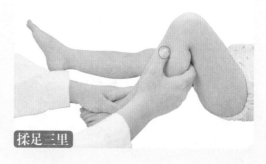

揉足三里

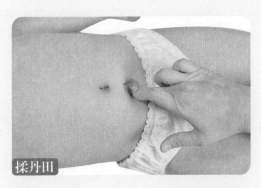

【辨证推拿】①虚秘者加揉丹田 5 分钟,推脾俞 300 次,推肾俞 300 次。

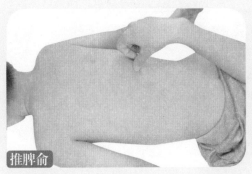

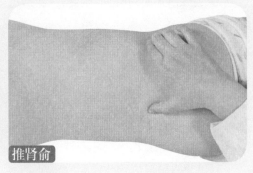

【辨证推拿】②实秘者加按曲池 50 次,一指禅按伏兔 50 次。

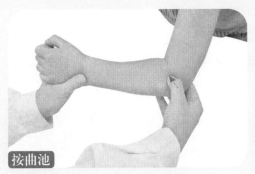

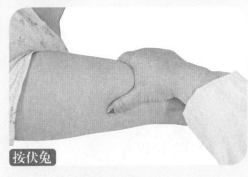

①调节饮食,多食带纤维的蔬菜。②训练良好的排便习惯。③脾胃虚,少食而便少者,应注意扶养胃气。

脱　肛

脱肛是指肛管、直肠各层或直肠黏膜向外翻出,脱垂于肛门外的一种症状。以肛门外可见脱出的圆锥形或长形肿块,即脱垂出的直肠为其临床特征。多见于3岁以下的小儿,轻者在大便时脱出,便后可自行还纳;重者因啼哭或咳嗽即能脱出,必须帮助才可回纳。

小儿脱肛在临床上较为多见,这主要是由于小儿骶骨弯尚未长成,直肠呈垂直位,支持直肠的组织软弱,故当腹腔内向下的压力增高时,直肠没有骶骨和周围组织的有效支持,易向下滑动,发生脱肛。另外,长期腹内压增高(如哭闹、咳嗽、腹泻、便秘、膀胱结石等)也可导致本病。

中医认为小儿先天禀赋不足或后天失调或养育不当,久坐痰盂或长期泻痢、久咳、病后体弱,以致肺脾虚损,中气不足,气虚下陷,不能摄纳,导致肛管、直肠向外脱出。症见脱出的直肠色淡红、伴少量黏液,无痛感,面色苍白或萎黄,形体消瘦,肢体欠温,神疲乏力,自汗,舌质淡,苔薄白,脉濡细,指纹色红。

或因感受暑热之邪或大肠积热,湿热下注肠中,大便干结,努挣用力,迫肛外脱。症见脱出的直肠色鲜红、伴少量鲜红色渗出液,肛周红肿热痛,大便干燥而秘结,小便短赤,哭闹不安,舌质红,苔黄腻,脉弦,指纹色紫。

【治法】补中益气,升阳固脱。

【常用方】揉百会100次,揉丹田3分钟,揉龟尾100次,揉足三里100次。

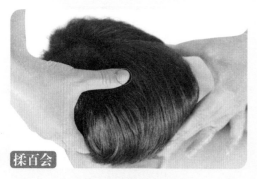

揉百会

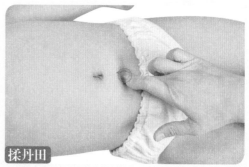

揉丹田

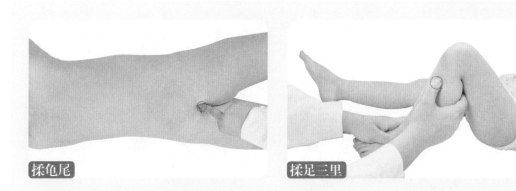

【辨证推拿】①虚者加补脾经 300 次,补大肠 150 次,推三关 300 次,揉外劳宫 100 次,捏脊 3~5 遍,揉百会 100 次。

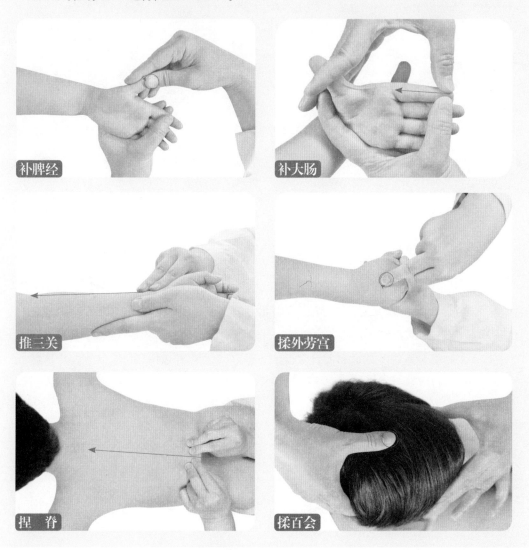

【辨证推拿】②实者加清胃经300次,清大肠300次,推六腑300次,推下七节骨100次。

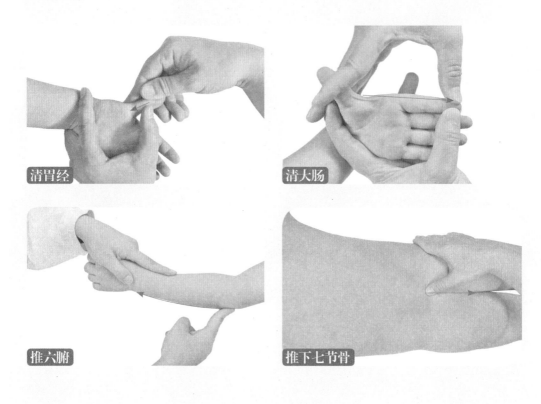

清胃经　　清大肠

推六腑　　推下七节骨

注意事项

①小儿患脱肛后应该注意护理。每次大便后应用温开水洗净并轻轻地将脱出的直肠揉托回纳。要注意清洁,并防止擦伤而引起感染。②在推拿治疗期间,小儿应避免蹲位排便,可采用侧卧或仰卧位排便。③患儿平时大便时间不能太长,便后要马上起立,平时要注意营养调理和饮食卫生。当脱肛继发腹泻、便秘时,应同时治疗这些病症。

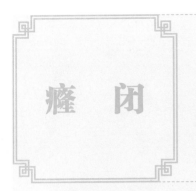

癃闭是指小儿排尿困难,甚至小便闭塞不通。以小便不利,点滴而短少,病势较缓者称"癃";小便不通,欲解不得解,病势较急者称"闭",合称为癃闭。常见于支配膀胱的神经功能失调,致使膀胱松弛,排尿困难,膀胱括约肌相对紧张而致尿潴留,严重的尿道梗阻也是引起尿潴留的原因之一。过多使用冬眠药物或阿托品亦可导致尿潴留。

中医认为本病多由湿热壅积,下注膀胱,水道闭阻,或因肾阳不足,命门火衰,三焦气化无权,而致癃闭。

1. 湿热壅积　膀胱湿热阻滞或肾热移于膀胱,湿热互结,膀胱气化失司,津液不布而尿闭不通。症见小便点滴不通,或量极少、短赤灼热,或小便涓滴艰涩,小腹胀满,大便不畅,口渴不饮。舌质红,苔根黄腻,指纹沉紫,脉数。

2. 肾气不足　肾阳不足,命门火衰,无阳则阴无所化,膀胱气化无权,传送失职而溺不能出。症见小便不通或点滴不爽,排出无力,或欲解而不能解,面色白,神倦乏力,腰膝酸软、四肢不温。舌淡苔薄,指纹色淡,脉沉细。

【治法】开通闭塞,清利小便。

【常用方】摩腹5分钟,揉丹田3分钟,按中极30次,拿足膀胱5次,清小肠100次。

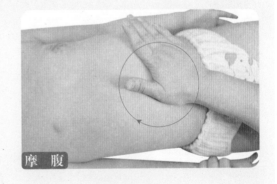

摩腹

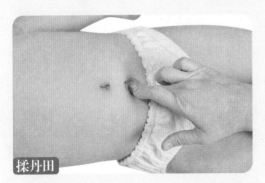

揉丹田

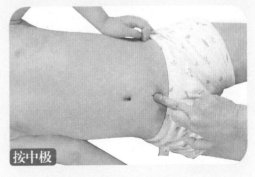

按中极

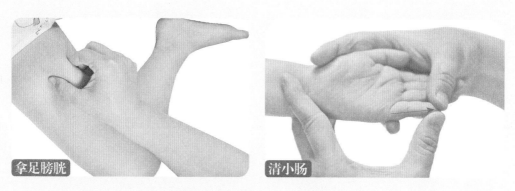

拿足膀胱　　　清小肠

【辨证推拿】①下焦湿热者加清肝经 100 次,清肾经 100 次,清小肠 100 次,推六腑 300 次,清天河水 300 次,推足膀胱 300 次。

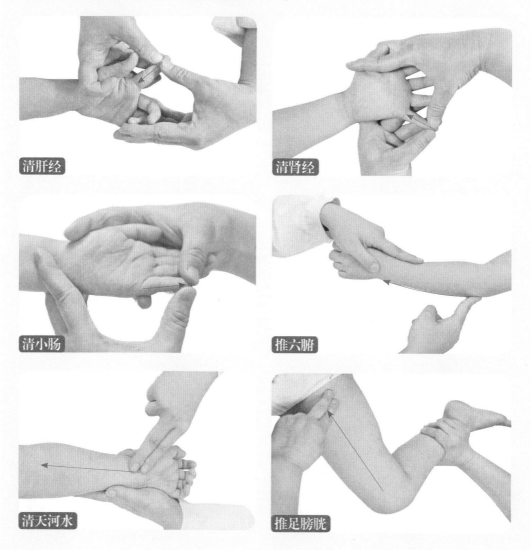

清肝经　　　清肾经

清小肠　　　推六腑

清天河水　　　推足膀胱

【辨证推拿】②肾气不足者加补脾经 300 次,补肾经 300 次,推三关 300 次,揉外劳宫 100 次,擦八髎以温热为度,揉三阴交 100 次。

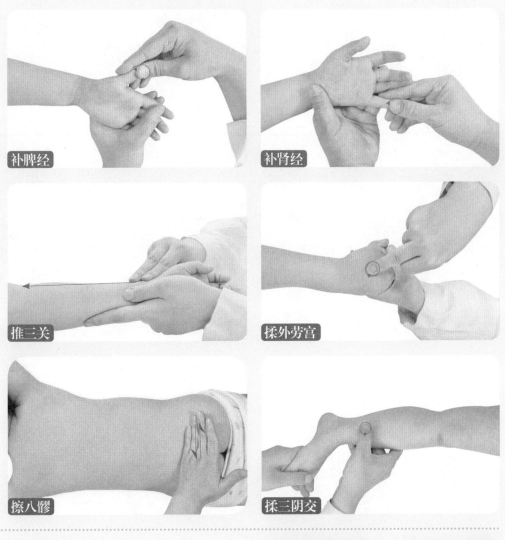

【处方二】揉气海 3~5 分钟。

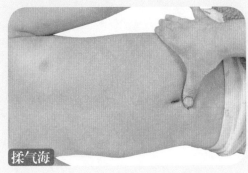

【辨证推拿】①湿热者加一指禅推
膀胱俞300次。

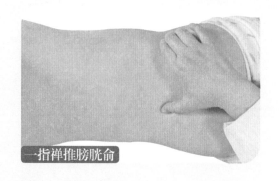
一指禅推膀胱俞

【辨证推拿】②肾气不足加推肾俞300次,擦八髎以温热为度。

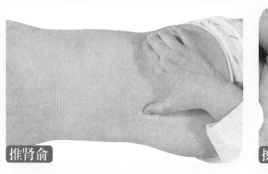
推肾俞

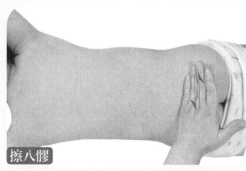
擦八髎

注意事项

①忌食香燥炙烤之食。②若推拿不能奏效,应及时采取其他方法导尿,以免延误病情,造成不良后果。

遗 尿

遗尿,俗称尿床,是指3周岁以上的小儿在睡眠中将小便尿在床上,醒后方觉,且反复发作的病症。3周岁以下的婴幼儿,由于脑髓未充、智力未健,或正常的排尿习惯尚未养成,而不自主地排尿;以及年长儿因贪玩过于疲劳,睡前多饮等,偶尔产生尿床者,都不属病理现象。

小儿遗尿绝大部分是功能性的,是由于大脑皮质及皮质下中枢的功能失调而致。常常由于小儿突然受惊,过度疲劳,骤然变换新的环境,以及未养成良好习惯等精神因素造成本病,也有病儿有家庭性倾向。少数患儿是器质性病变引起的,如蛲虫病、脊柱裂、癫痫等。遗尿必须及早治疗,如果病程拖延日久,将会妨碍儿童的身心健康,影响发育。

中医认为遗尿与肺、脾、肾三脏气化功能失常有关,其中肾与遗尿关系更为密切。常因肾与膀胱虚冷,而致下焦虚寒,不能约束小便;或上焦肺虚,中焦脾弱而成肺脾两虚,气虚不固,小便自遗。有时也可夹热。

1. 肾气不足,下元虚寒 肾主闭藏,开窍于二阴,职司二便,与膀胱相表里,如肾与膀胱之气俱虚,不能制约水道,因而发生遗尿。症见面色白,智力迟钝,神疲乏力,肢冷形寒,腰腿酸软,小便清长,头晕。舌质淡,脉沉细无力。

2. 肺脾气虚 肺居上焦,主一身之气,通调水道,下输膀胱,脾为中土,系水饮上达下输之枢机,若肺脾皆虚,影响及肾,则上虚不能摄于下,下虚又不能上承,终至无权约束水道而成遗尿。症见面色无华,形瘦乏力,食欲不香,大便溏薄,舌苔淡薄,脉缓无力。

3. 肝经郁热 由于肝经郁热而疏泄太过,使肾关开合制约失司,膀胱不藏而致遗尿。症见小便色黄而频数短涩,尿味腥臭,性情急躁,手足心热,面唇红赤,口渴欲饮。舌红苔黄,脉弦数。

【治法】温肾固涩。
【常用方】揉丹田3分钟,推或揉肾俞300次,揉龟尾30次,按揉三阴交50次。

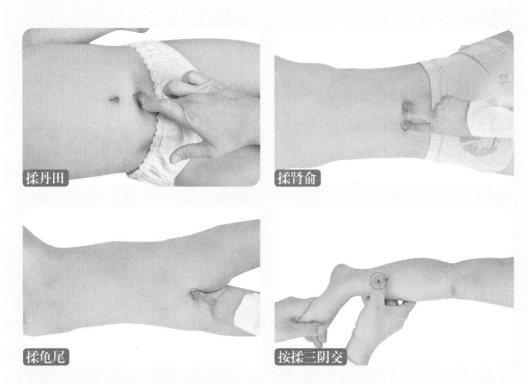

揉丹田　　揉肾俞

揉龟尾　　按揉三阴交

【辨证推拿】①下元虚寒者加补肾经 300 次,推三关 300 次,揉外劳宫 100 次,擦八髎以热为度。

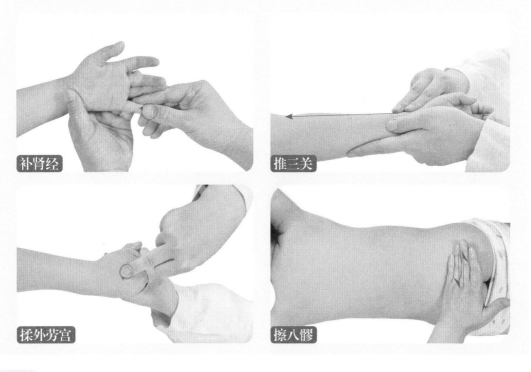

补肾经　　推三关

揉外劳宫　　擦八髎

【辨证推拿】②肾气不足、下元虚冷者加揉丹田 3 分钟,捏脊 3~5 遍,一推禅推或指揉肾俞,擦八髎以热为度。

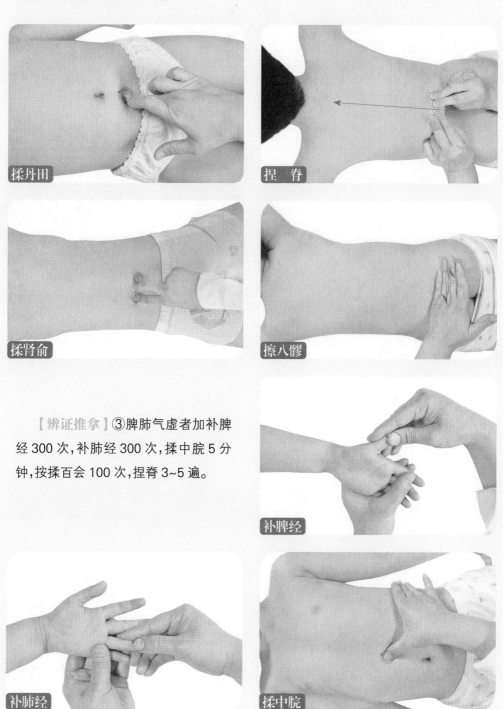

【辨证推拿】③脾肺气虚者加补脾经 300 次,补肺经 300 次,揉中脘 5 分钟,按揉百会 100 次,捏脊 3~5 遍。

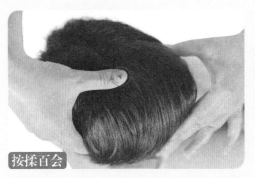

按揉百会

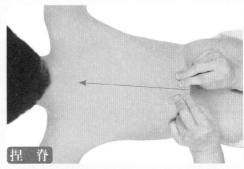

捏　脊

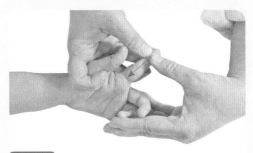

清肝经

【辨证推拿】④肝经郁热者加清肝经 100 次,清心经 100 次,清小肠 100 次,揉小天心 100 次,推六腑 300 次。

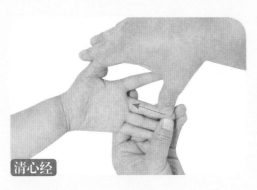

清心经

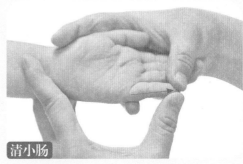

清小肠

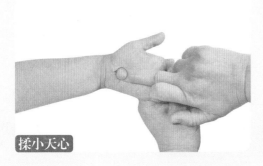

揉小天心

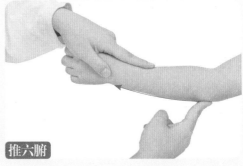

推六腑

湿　疹

　　小儿湿疹是一种对牛奶、母乳和鸡蛋等食物过敏而引起的变态反应皮肤病，常反复出现皮肤红色丘疹，或有液体渗出、结痂、脱屑、瘙痒等，常出现于面部及四肢皮肤褶皱处。婴儿湿疹一般都出现于1月到2岁，以2~3个月的婴儿为多，断奶后常自愈。中医认为湿疹与肺卫不固、脾虚湿盛、湿热浸淫有关。

【治法】养肺健脾，清热利湿。

【常用方】补脾经300次，清肺经300次，补肺经100次，清天河水300次，揉曲池100次，揉血海100次。

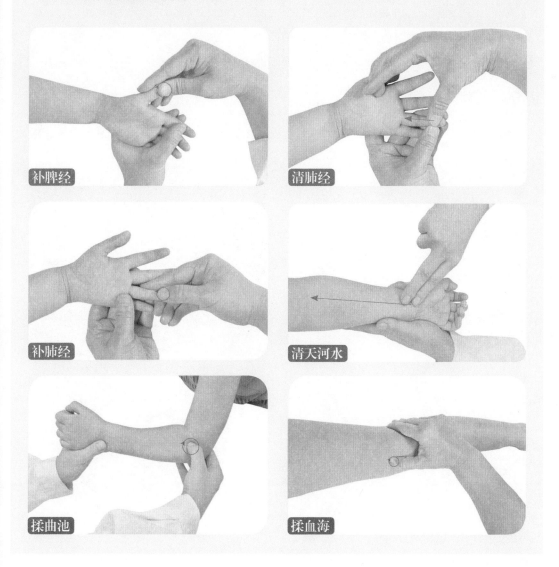

补脾经

清肺经

补肺经

清天河水

揉曲池

揉血海

【辨证推拿】①伴厌食便溏,舌淡苔白腻指纹淡者加揉板门 100 次,揉中脘 3 分钟,揉脐 3 分钟,揉足三里 50 次,捏脊 3~5 遍。

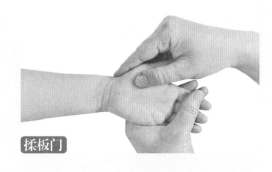

揉板门

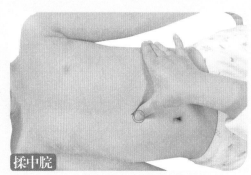

揉中脘

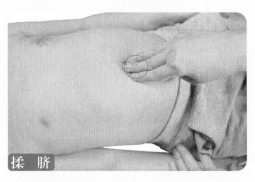

揉脐

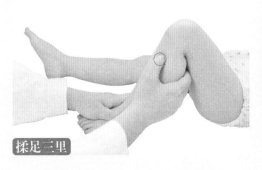

揉足三里

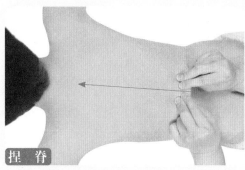

捏脊

【辨证推拿】②伴烦躁不安,大便秘结,舌质红苔黄腻指纹紫者加推六腑 300 次,揉龟尾 100 次,推下七节骨 100 次。

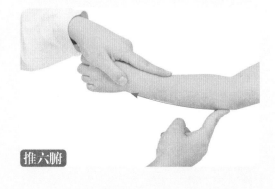

推六腑

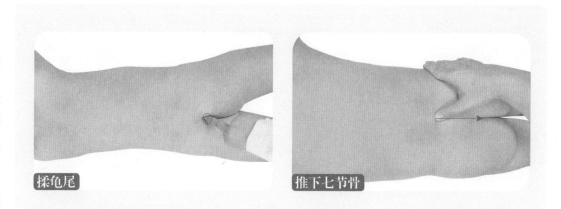

揉龟尾　　　　　　　　　　　　　　推下七节骨

①多食蔬菜水果。②忌蛋、鱼、虾等食品。③忌烧烤、煎炸食物。④避免过敏源。⑤发作期间不要和单纯疱疹的儿童接触,以免发生疱疹。

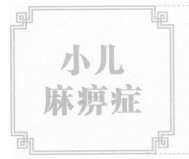

小儿麻痹症又称脊髓灰质炎,是脊髓灰质炎病毒所致的传染病,主要侵犯中枢神经系统的运动神经细胞,多见于1~5岁小儿,故有小儿麻痹症之称,常发生于夏秋季节。自20世纪60年代以来我国采用了口服脊髓灰质炎减毒活疫苗,获得良好的预防效果,有些地区已接近消灭本病。但在我国边远地区由于预防力量不足,偶有此病的发生。

小儿麻痹症的致病体是脊髓灰质炎病毒,人粪是最主要的传染源,带病毒的人是最重要的传播者,主要由饮食污染及直接接触而感染。该病以潜伏期的末期和瘫痪前期传染性最大,一般隔离期为40日,患者痊愈后因血液中含有抗体而免疫。

中医学认为本病属于"痿证""痿躄"等范畴。

小儿麻痹症的临床表现可分为三个阶段:

1. 急性发作期或前驱期　在出现肢体瘫痪前,先有发热,食欲减退,或伴有呕吐、腹泻、咳嗽、咽红、全身不适等呼吸系统和消化系统症状,2~3日后常可热退,诸症消失。

2. 瘫痪前期或瘫痪期　在热退后1~6日,常可再度发热,并出现烦躁不安、易出汗、肢体疼痛等症状,几天以后逐渐出现部分肢体瘫痪。随着热度的减退,其他症状逐渐消失,瘫痪不再发展。瘫痪的特点呈弛缓型,分布不规则、不对称,常见于四肢,以下肢瘫痪常见。如果颈、胸部脊神经受损,可出现膈肌、肋间肌麻痹。延髓受损时可发生咽部肌群麻痹,出现呼吸障碍等危重症状。

3. 恢复期或后遗症期　瘫痪有自动恢复的趋势,热退以后1~2周,开始逐渐恢复。恢复的快慢常与神经受损程度有关,重症在6~18个月内如不能完全恢复,常遗留后遗症。这时肌肉明显萎缩,肢体常出现各种畸形,如口眼歪斜、脊柱侧凸、肩关节如脱臼状,以及膝过伸或外展、足内翻、外翻马蹄足、仰趾足等畸形。

发病开始,即可在隔离情况下进行推拿治疗,以帮助缓解病情,减轻瘫痪症状;在瘫痪期进行推拿治疗,可促使小儿的功能恢复,减少后遗症;在后遗症期进行推拿治疗,虽然收效很慢,效果不理想,但也有可能使部分肢体功能得到不同程度恢复。

【治法】瘫痪前期发热阶段:疏散风热解毒;瘫痪期及后遗症期:行气活血,温通经络,矫正畸形。

一、瘫痪前期

【常用方】开天门 50 次,分推坎宫 50 次,推太阳 100 次,按风池 10~15 次,清脾胃 100 次,清肺经 100 次,推板门 100 次,清天河水 300 次,推六腑 300 次,推天柱骨 300 次。

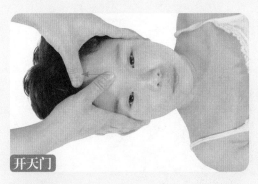

开天门

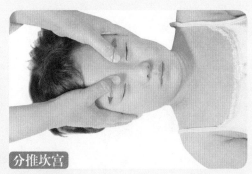

分推坎宫

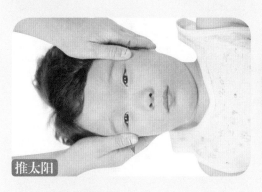

推太阳

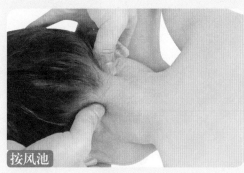

按风池

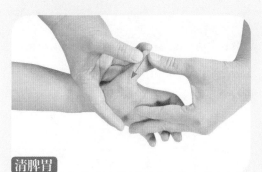

清脾胃

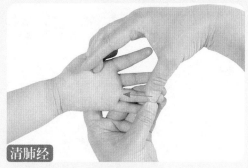

清肺经

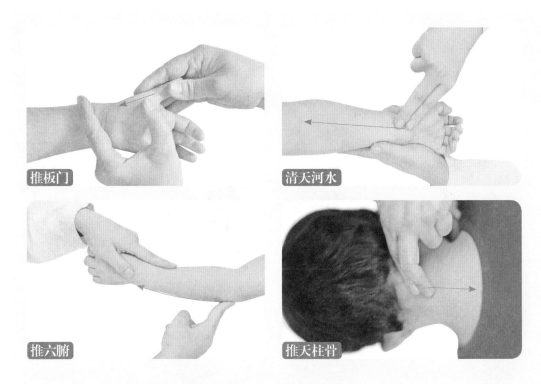

推板门　　清天河水

推六腑　　推天柱骨

【辨证推拿】①伴恶心、呕吐等消化道症状者加摩中脘 5 分钟,揉天枢 30 次,揉脐 5 分钟,一指禅推或按揉脾俞 300 次,一指禅推或按揉胃俞 300 次,按揉足三里 50 次。

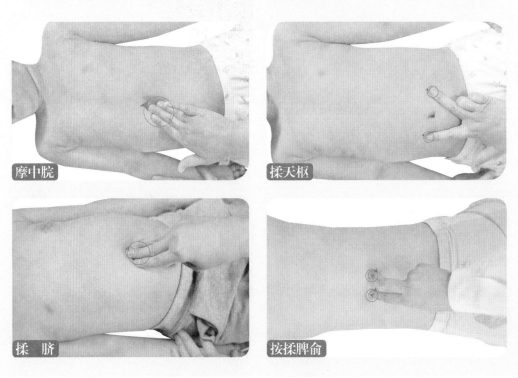

摩中脘　　揉天枢

揉　脐　　按揉脾俞

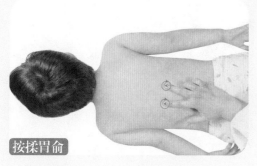

按揉胃俞

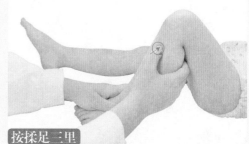

按揉足三里

【辨证推拿】②兼有咳嗽、咽痛等呼吸道症状者加揉肺俞 50 次,分推肺俞 50 次,拿肩井 3~5 次。

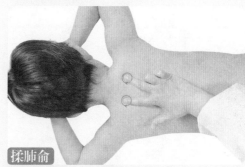

揉肺俞

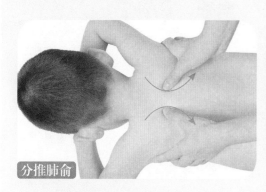

分推肺俞

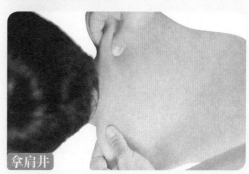

拿肩井

二、瘫痪期及后遗症期

【常用方】揉中脘 3 分钟,揉丹田 3 分钟,按揉足三里 30 次,按脊 3~5 次,捏脊 3~5 遍,按揉百会 100 次。

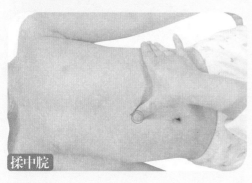

揉中脘

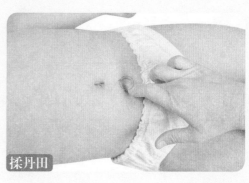

揉丹田

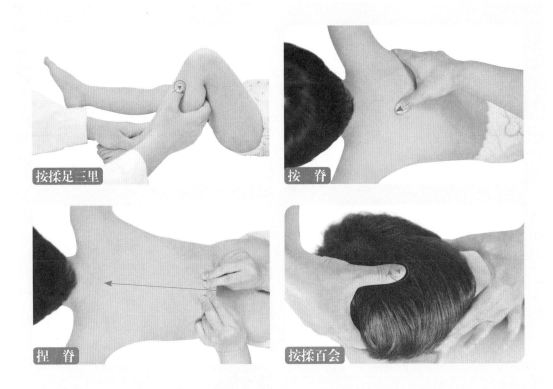

按揉足三里　　　　　　　　按　脊

捏　脊　　　　　　　　　　按揉百会

注意事项

　　①对 2 个月至 7 岁的小儿给予口服脊髓灰质炎减毒活疫苗进行预防。②小儿麻痹症初期需隔离,一般自发病日起隔离 40 日。③患儿应卧床休息,避免活动,以减少瘫痪的发生与发展。④注意饮食和营养,保持室温,注意保暖。⑤尽早推拿治疗,对功能恢复、减轻瘫痪、防止畸形有一定作用。

抽动秽语综合征

小儿抽动秽语综合征是一种以慢性、波动性、多发性肌肉抽搐，或伴有不自主后补异常发声与猥秽语为临床特征的神经精神障碍性综合征。男孩多见，男女比例约为 3：1，好发于 2~12 岁之间。少数至青春期自行缓解，部分逐渐加重延至成人。

抽动秽语综合征主要表现为多种抽动动作和一种或多种不自主发声，两者出现于病程某些时候，但不一定同时存在。抽动症状一天反复出现多次，几乎天天如此，但在数周或数月内症状的强度有变化，并能受意志克制数分钟至数小时，病程至少持续 1 年，且在同一年之间症状缓解不超过 2 个月以上。

中医认为本病为本虚标实之证。标实为阳亢、风动、痰浊，以频发抽搐与秽语为特征。本虚为肝肾阴虚，气血不足，心胆虚怯等所致。

【治法】平肝熄风豁痰。

【常用方】开天门 50 次，分推坎宫 50 次，揉太阳 50 次，拿风池 3~5 次，清心经 300 次，清肝经 300 次，拿虎口 3~5 次，揉三阴交 300 次，掐太冲 3~5 次，揉太冲 100 次。

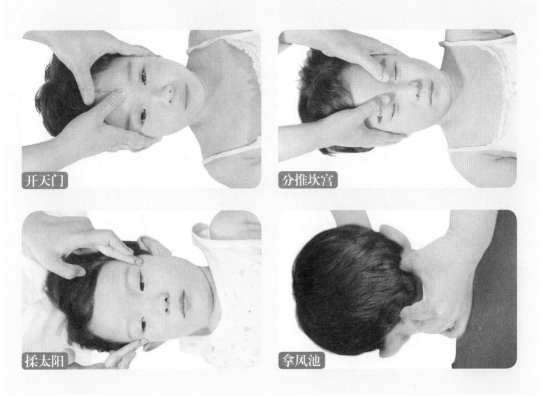

开天门　　　　分推坎宫

揉太阳　　　　拿风池

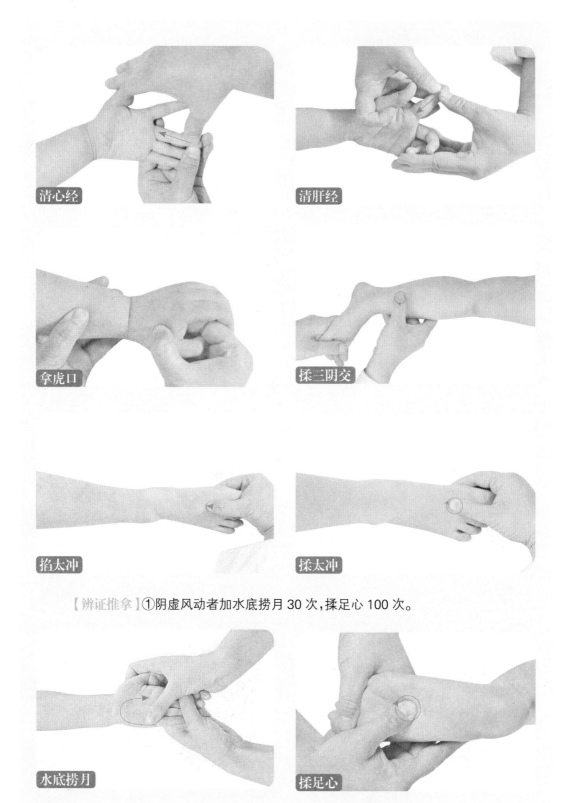

清心经

清肝经

拿虎口

揉三阴交

掐太冲

揉太冲

【辨证推拿】①阴虚风动者加水底捞月 30 次,揉足心 100 次。

水底捞月

揉足心

【辨证推拿】②心肝火旺者加掐山根 10 次,打马过天河至皮肤潮红,掐精宁、威灵各 3~5 次,推擦心俞 100 次。

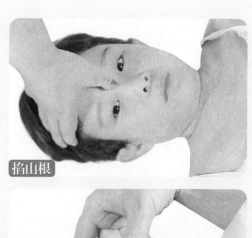
掐山根

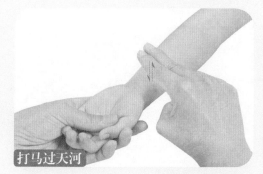
打马过天河

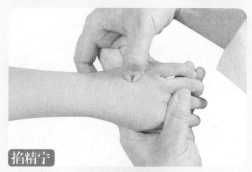
掐精宁

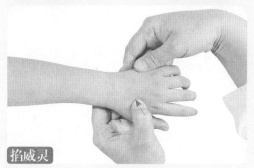
掐威灵

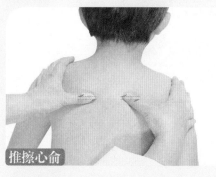
推擦心俞

【辨证推拿】③心脾两虚者加推三关 300 次,揉外劳宫 100 次,掐内关 3~5 次,掐心经 3~5 次,清心经 300 次,揉内劳宫 100 次,拿血海 10 次,揉足三里 3 分钟,按揉心俞 10 次,揉膻中 1 分钟,拿风池及肩井各 1 分钟。

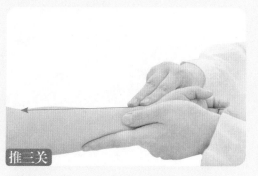
推三关

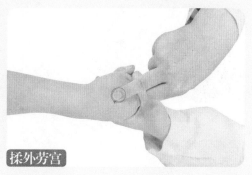
揉外劳宫

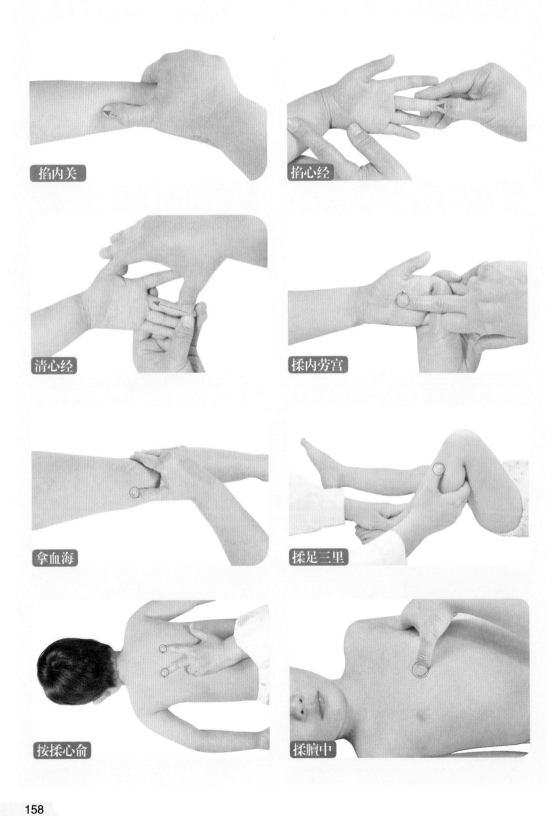

掐内关

掐心经

清心经

揉内劳宫

拿血海

揉足三里

按揉心俞

揉膻中

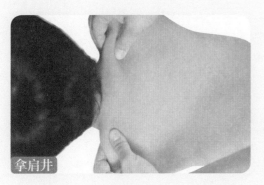

拿肩井

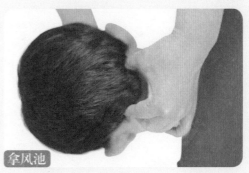

拿风池

【辨证推拿】④痰迷心窍者加揉掌
小横纹 1 分钟,揉板门 10 次,揉膻中、
揉乳旁、揉乳根各 2 分钟。

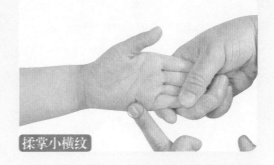

揉掌小横纹

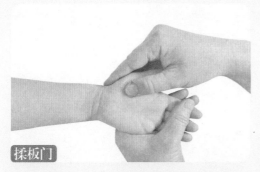

揉板门

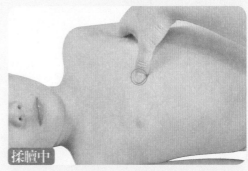

揉膻中

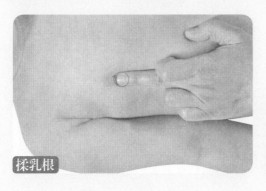

揉乳根

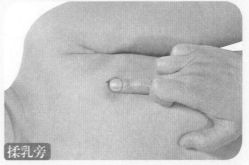

揉乳旁

多动症

儿童多动症为儿童时期慢性行为改变与学习困难的常见原因之一,以行为(如动作过多)和性格的改变、注意力不集中、情绪波动为突出症状。这种小儿智能正常或接近正常。学习上的困难常由于动作过多及注意力不集中而引起。患儿以男孩为多见。

儿童多动症发病原因尚不明,可能与遗传、脑内单胺类代谢障碍、脑部器质性病变、环境、教育、心理等因素有关。

多动症临床表现:①动作过多。上课时手脚不停地做小动作,严重者上课时在教室内乱跑乱窜,高声尖叫,根本不考虑课堂秩序。课后于户外可有危险行为。青春期后症状逐渐消失。个别孩子可有动作笨拙。②注意力不集中。上课时注意力不集中可与动作过多同时存在,或外表上安静实则胡思乱想,听而不闻。做事虎头蛇尾,对有兴趣之事注意力可集中一小段时间。③学习上困难,考试成绩常波动较大。④情绪呈冲动性不能自我控制,易于激动、不安。个别小儿可出现听、视觉障碍,且不能分辨相似的声音。⑤神经系统检查:常无明显异常发现,少数病例有动作笨拙或不协调(儿童校对试验及翻手试验阳性),偶有锥体束征。⑥脑电图检查:可有轻度到中度异常,但无特征性。

【治法】宁心安神。

【常用方】补脾经 300 次,揉内关 300 次,揉神门 100 次,按揉百会 100 次,摩腹5 分钟,按揉足三里 100 次,一指禅推或指揉心俞 300 次,一指禅推或指揉肾俞 300 次,一指禅推或指揉命门 300 次,捏脊 3~5 遍,擦督脉、膀胱经以温热为度。

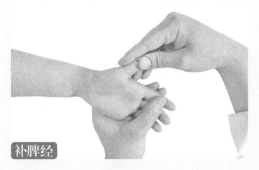

补脾经

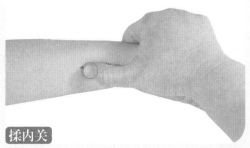

揉内关

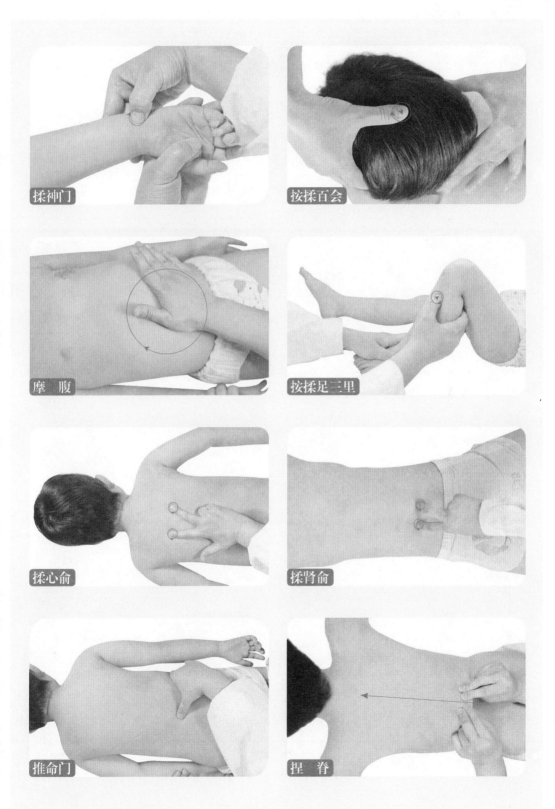

揉神门

按揉百会

摩 腹

按揉足三里

揉心俞

揉肾俞

推命门

捏 脊

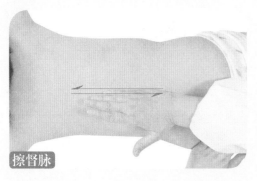

擦督脉

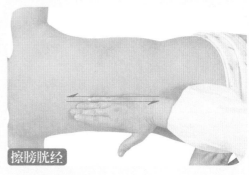

擦膀胱经

【辨证推拿】见有听、视觉障碍者加揉睛明 100 次,揉瞳子髎 100 次,揉耳风门 100 次,按风池 3~5 次,拿颈夹脊 3~5 次。

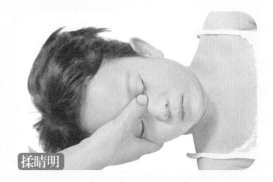

揉睛明

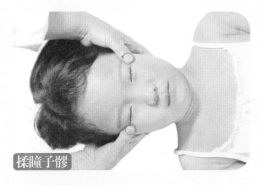

揉瞳子髎

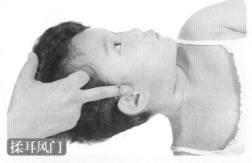

揉耳风门

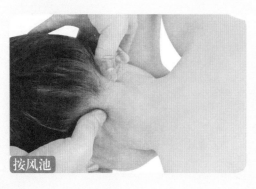

按风池

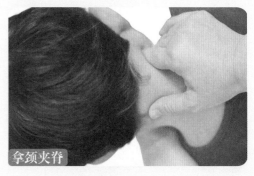

拿颈夹脊

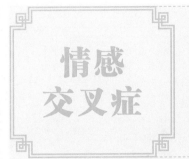

情感交叉症是指患儿有时出现摩擦会阴部(外生殖器)的行为。多发生于6个月以上的婴幼儿。女孩多见,病因病理不明。有人认为这种行为是小儿自我安慰的一种表现,发病原因可能是先有局部刺激,如女孩先有外阴部湿疹或炎症、蛲虫感染,男孩可因包茎引起包皮发炎、发痒而摩擦,亦可因裤子太紧,于此基础上发展成为习惯性动作。

中医学认为本病属"相火证"范畴,是由于肾虚不固、心不摄肾、心肾不交所致。

患儿两腿骑跨于椅背、椅座边缘,或其他物体上进行反复摩擦动作,或两腿内收交叉进行摩擦,此时小儿与周围事物脱离精神接触,两颊泛红,两眼凝视,有时额部或全身微汗。睡前或醒后、当大人将患儿抱起改变体位时,动作即可停止。临床检查无阳性体征和器质性病变。

【治法】清心平肝,益肾,通调脏腑。

【常用方】清心经300次,清肝经300次,补脾经300次,补肾经300次,揉丹田5分钟,捏脊3~5遍。

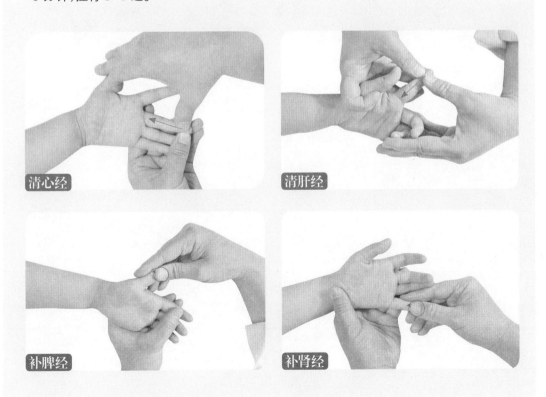

清心经　　　　　清肝经

补脾经　　　　　补肾经

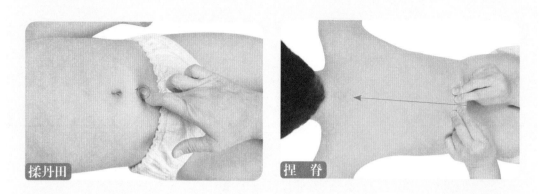

揉丹田　　　　　捏　脊

【辨证推拿】睡眠不安、汗多者加按揉百会 100 次,揉小天心 100 次,揉肾顶 100 次,推三关 300 次。

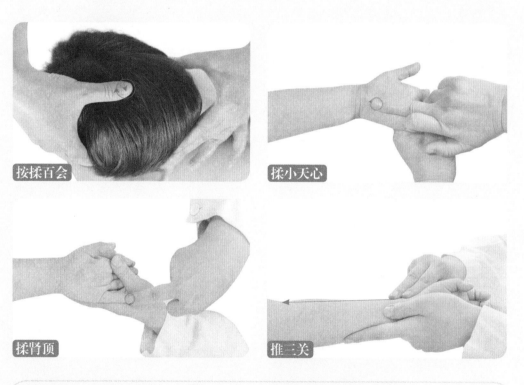

按揉百会　　　　　揉小天心

揉肾顶　　　　　推三关

注意事项

①家长应寻找其致病原因,并及时处理。②晚上孩子疲倦后才上床入睡,晨醒后即令起床,以消除重复习惯性动作的机会。③盖被不能太厚,裤子不能太紧、太小。④如看到患儿做此动作,家长不要训斥小孩,要若无其事地将小儿抱起,并转移其注意力。

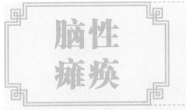
脑性瘫痪

脑性瘫痪是指由不同原因引起的,非进展性脑病变所致的运动功能障碍。常伴有智能落后、抽搐及其他方面的症状。早产儿较多见。

引起脑瘫的病因以围生(产)期各种原因引起的缺氧为常见,其次为难产、产伤、头颅外伤、脑血管疾病或全身出血性疾病引起的颅内出血。胎内及出生后中枢神经系统感染亦为病因之一,其他病因有先天性脑发育异常、新生儿核黄疸等。通过 CT 检查常可发现潜在病变,如血肿、囊肿、发育畸形等。

中医认为该病属"五迟"范畴。《医宗金鉴·幼科心法》云:"小儿五迟之病,多因父母气血虚弱,先天有亏,致儿生下筋骨软弱,行步艰难,齿不速长,坐不能稳,皆肾气不足之故。"

患儿多哭,易激惹,嗜睡,掣跳,吸吮及吞咽困难,抬头和坐立困难,运动发育迟缓,步态不稳,动作笨拙,四肢运动不均衡、不协调,或手足徐动、舞蹈样动作。智力低下、语言能力低下,学习困难,听力障碍。反应迟钝、行为障碍。肢体强直,四肢抽搐,肢体瘫痪。2~3 岁后痉挛性瘫痪的姿势更明显。截瘫者,下肢肌张力增高,扶立或行走时两膝互相靠拢摩擦或两腿呈剪刀式交叉;偏瘫者,患侧髋关节屈曲,腿内收或内转,跟腱挛缩,马蹄足,上臂内旋贴胸旁,前臂旋前,手、腕及手指屈曲,拇指内收。

【治法】柔肝益肾,通调经脉。

【常用方】揉中脘 3 分钟,揉丹田 3 分钟,摩腹 3 分钟,按揉足三里 100 次,一指禅推膀胱经 100 次,擦督脉、膀胱经以热为度,捏脊 3~5 遍。

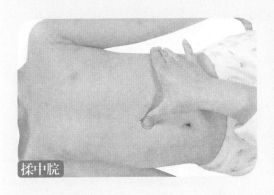
揉中脘

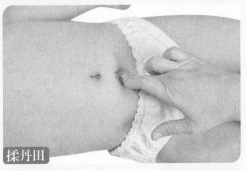
揉丹田

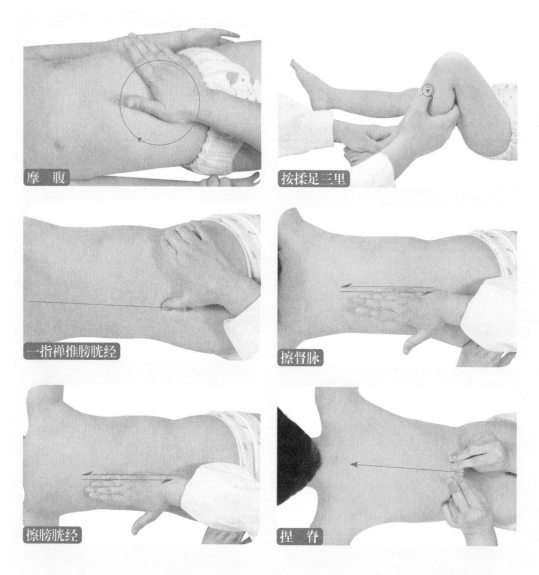

摩 腹　　按揉足三里

一指禅推膀胱经　　擦督脉

擦膀胱经　　捏 脊

【辨证推拿】①上肢瘫痪者加按揉、拿捏、搓上肢5分钟,摇上肢关节各3~5次。

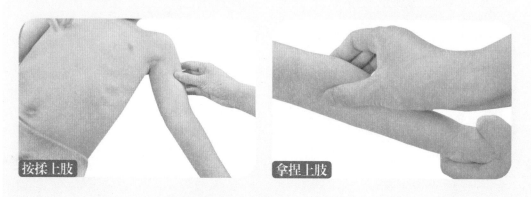

按揉上肢　　拿捏上肢

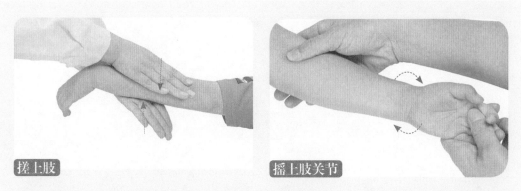

搓上肢　　　　摇上肢关节

【辨证推拿】②下肢瘫痪者,加按揉、拿捏、搓下肢 5 分钟,摇下肢关节各 3~5 次。

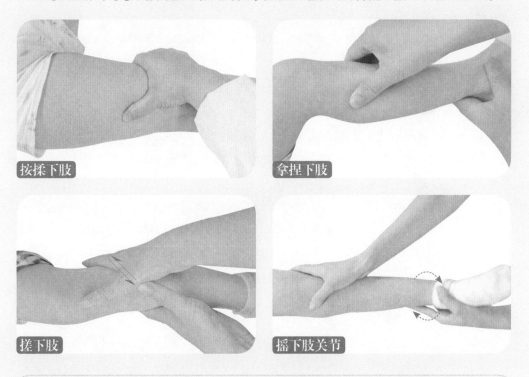

按揉下肢　　　　拿捏下肢

搓下肢　　　　摇下肢关节

注意事项

　　①对患儿要加强心理卫生教育,鼓励患儿进行力所能及的活动,积极进行功能锻炼,避免因伤残而产生自卑、怪癖、孤独的异常心理状态。②患儿应尽早接受推拿治疗,促使瘫痪肌肉恢复功能,或减轻肌肉痉挛。必要时还可做矫形手术以改善其功能。③对体弱、运动功能严重障碍以致不能起床的患儿,更要加强护理,注意营养,预防肺炎等并发症。

肌性斜颈

小儿肌性斜颈是以患儿头向患侧歪斜、前倾,颜面旋向健侧为特点。临床上,斜颈除极个别为脊柱畸形引起的骨性斜颈、视力障碍的代偿姿势性斜颈和颈部肌麻痹导致的神经性斜颈患儿外,一般是指一侧胸锁乳突肌挛缩造成的肌性斜颈。

小儿肌性斜颈的病因至今未明。一般有以下几种观点:

1.多数认为与损伤有关 分娩时一侧胸锁乳突肌因受产道或产钳挤压受伤出血,血肿机化形成挛缩。

2.缺血性改变 认为分娩时胎儿头位不正,阻碍一侧胸锁乳突肌血运供给,引起该肌缺血性改变所致。

3.先天所致 孕妇久坐少动,胎儿在子宫内头部向一侧偏斜所致,而与生产过程无关。

除此,还有胚胎期发育异常的说法。

本病的病理主要是患侧胸锁乳突肌发生纤维性挛缩,起初可见纤维细胞增生和肌纤维变性,最终全部为结缔组织所代替。

在出生后,颈部一侧可发现有梭形肿物,以后患侧的胸锁乳突肌逐渐挛缩紧张、突出如条索状,患儿头部向患侧倾斜而颜面旋向健侧。少数患儿仅见患侧胸锁乳突肌在锁骨的附着点周围有骨疣样改变的硬块物。病程长者,患侧颜面明显小于健侧。在晚期病例,一般伴有代偿性的胸椎侧凸。

【治法】舒筋活血,解痉通散瘀结。

【常用方】揉桥弓3分钟,摇颈项3~5次,拿捏桥弓5~7次,扳颈项3~5次,扳时配合推揉桥弓。若斜颈儿患侧肌肉萎软,应着力按揉萎软处。

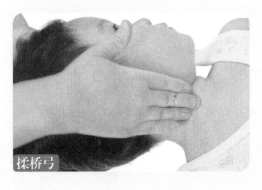

揉桥弓

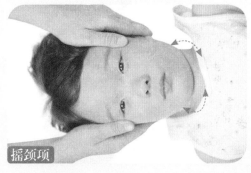

摇颈项

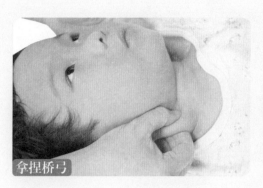
拿捏桥弓

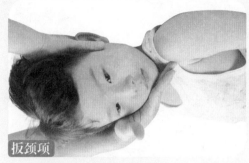
扳颈项

①推拿治疗时,医者应在患儿胸锁乳突肌表面洒上些滑石粉,以避免损伤患儿娇嫩的皮肤。②对于病程短而斜颈明显的患儿,应嘱其家长在患儿睡卧时可在其头部两侧,各放置一个沙袋,以纠正头部姿势。另外,嘱家长注意在日常生活中(如喂奶、怀抱等),采用与斜颈相反的方向,以帮助纠正斜颈。③推拿治疗斜颈,进行得愈早效果愈好。若保守治疗6个月以上无明显改善者,可考虑手术矫治。

斜视

斜视即眼位偏斜,是指两眼的视线有偏斜,不能同时指向同一目标,以致外界的物象不能落在两眼视网膜对应点上。临床上以内斜视和外斜视为多见,俗称"斗鸡眼"和"斜白眼"。

正常人在平视不同距离的物体时,其眼球的运动及其在眼裂中的位置,可由眼外肌调节,并受大脑皮质和皮质下中枢控制。

本病以小儿双眼注视目标时,视线偏离目标为临床特点。麻痹性斜视可骤然发生,一侧斜视多见,伴复视、头晕、眼球运动障碍、代偿性倾斜头位。

共同性斜视为逐渐发生、发展,家长常不能确定发病时间。两眼平视前方时,眼球偏于眼裂的内或外侧。经常斜视的一眼其视力常显著减退,无复视、眼球运动障碍,无头昏及代偿性倾斜头位。

【治法】舒筋通络,祛风明目。

【常用方】揉睛明 100 次,揉攒竹 100 次,揉太阳 100 次,揉瞳子髎 100 次,揉四白 100 次,抹眼眶 50 次,拿合谷 3~5 次,拿风池 3~5 次,揉肝俞 100 次。

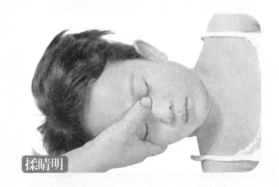

揉睛明

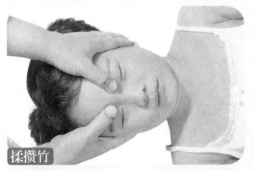

揉攒竹

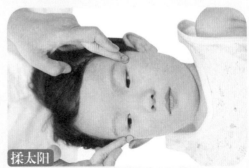

揉太阳

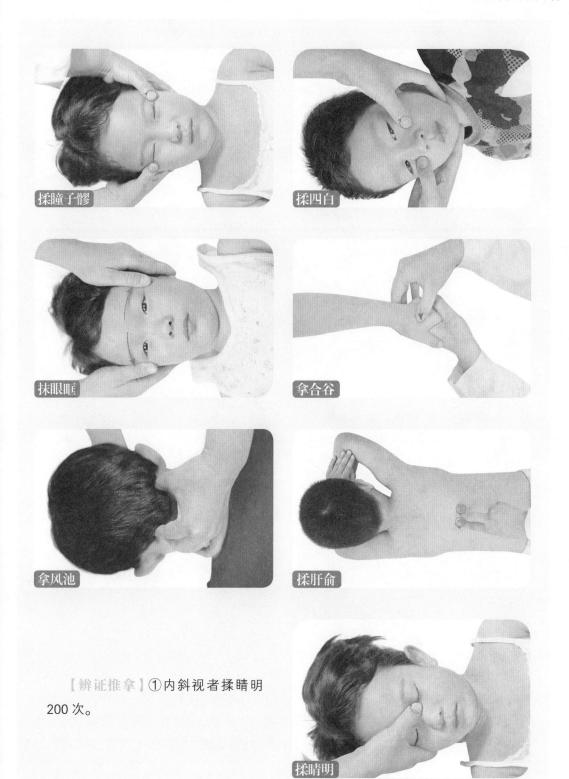

揉瞳子髎

揉四白

抹眼眶

拿合谷

拿风池

揉肝俞

【辨证推拿】①内斜视者揉睛明200次。

揉睛明

【辨证推拿】②外斜视者揉瞳子髎改为 200 次。

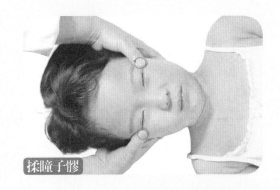

揉瞳子髎

【辨证推拿】③上斜视者加按揉球后 200 次。

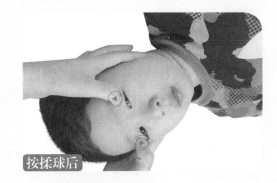

按揉球后

【辨证推拿】④下斜视者加按揉鱼腰 200 次。

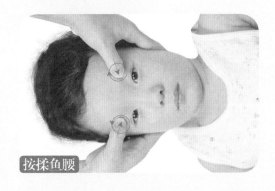

按揉鱼腰

注意事项

①对于共同性斜视可配戴眼镜以矫正屈光异常。并可多使用斜眼,如视力已很差,则不能用此法。平时要注意用眼卫生。在手法治疗效果不佳的情况下,则应考虑手术治疗。②麻痹性斜视大多与中枢神经系统的病变有关,因此推拿仅作为辅助治疗。

近视

近视是指当眼的调节处于静止状态下，远处的平行光线经过眼球的屈光系统作用后，物象的焦点落在视网膜前，从而导致看远模糊。但近视眼对于来自近目标的散开光线，却具有适应能力，物象仍能落在视网膜上，因此近视力并不受影响，即看近清楚。

眼球前后轴的长度，必须与眼球的屈光度相适应。如果眼球的屈光能力不能与眼球前后轴的长度相适应，使平行光线的主焦点不能准确地落在视网膜上，就会形成屈光不正。轴性近视眼是由于眼球前后轴太长，平行光线集合焦点落在视网膜前面的缘故。儿童学龄时期，阅读、写字时距离目标太近，或坐位姿势不好，光线过强或过弱，过度疲劳地使用目力等原因均可引起近视。由于调节痉挛所引起的近视，称为假性近视。另外，近视可能有一定的遗传性。

近视临床表现为近视力尚可，远视模糊，双目视物易感模糊，羞明怕光。中医认为本病属于"能近怯远"范畴，是由于肝肾不足所致。

【治法】舒经通络，解痉明目。

【常用方】揉天应 100 次，揉太阳 100 次，揉四白 100 次，抹眼眶 50 次。

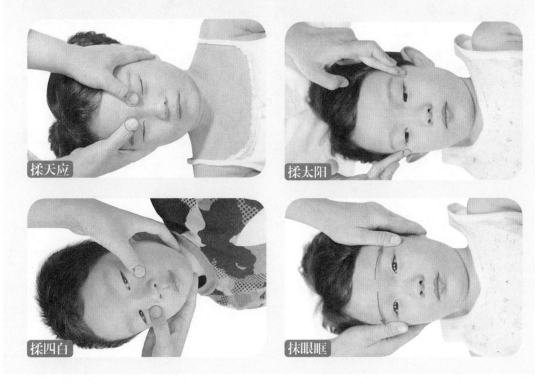

揉天应　　揉太阳
揉四白　　抹眼眶

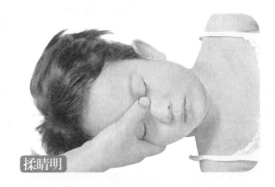

【辨证推拿】若羞明怕光者加揉睛明 100 次,揉攒竹 100 次,拿合谷 3~5 次,拿风池 3~5 次,拿颈夹脊 3~5 次。

揉睛明

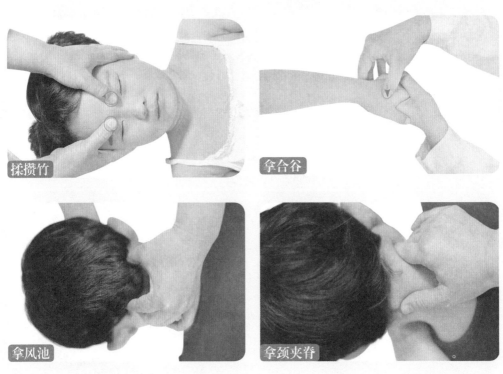

揉攒竹

拿合谷

拿风池

拿颈夹脊

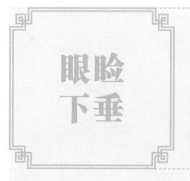

眼睑下垂

眼睑下垂是指由于上睑提肌功能不全或消失，或其他原因所致的上睑部分或全部不能提起而造成的下垂状态。正常眼向正前方注视时，上睑缘只遮盖角膜的上 1/5~1/6 部分。下垂的上睑则可超过以上限度，甚而遮挡瞳孔，阻碍视线。为了克服对视力的影响，患者常昂首下视或常收缩额肌，以提高上睑，使对侧健眼的上睑亦相应高举。

眼睑下垂单侧或双侧均可发生，临床上一般分为先天性和后天性两大类。先天性眼睑下垂是由于上睑提肌发育不完全所致，有时为家族性的。后天性眼睑下垂可因支配上睑提肌的动眼神经或交感神经麻痹而发生麻痹性睑下垂，或因患重症肌无力而造成，或因癔病造成，或因外伤或手术损伤，使提睑肌被切断或肌腱脱离而造成。此外，因沙眼睑板增厚或睑部肿瘤，使上睑重量增加而下垂者，称为假性眼睑下垂。

中医认为本病属"睑废"范畴。多由于先天不足，脾肾两亏，或后天失调，脾气虚弱，肝气不舒，气血不和，脉络失于宣通而致。

眼睑下垂有先天与后天之分，有双侧或单侧之不同。

1. 先天性睑下垂　多为双侧，下垂程度不等。可合并有内眼肌麻痹、眼球震颤、无眼球、小眼球等。

2. 后天性睑下垂　麻痹性睑下垂程度轻者，仅是眼裂变小，重者为部分或全部遮住瞳孔而发生视力障碍。患儿常皱起前额皮肤、提高眉部，用前额肌开大眼裂；重症肌无力性睑下垂者，早晨起床时或休息后，下垂程度减轻，而午后、傍晚或疲劳后，下垂程度加重，常合并眼外肌运动障碍；癔病性睑下垂者，发作时双侧眼睑同时下垂，症状消失后，恢复如常；外伤性睑下垂者，有眼部外伤或手术史，常因外伤程度不同而轻重不一。

【治法】宣通脉络，益气升提。

【常用方】揉百会 30 次，揉攒竹 100 次，按揉鱼腰 100 次，按揉阳白 100 次，揉童子髎 100 次，抹眼眶 50 次。

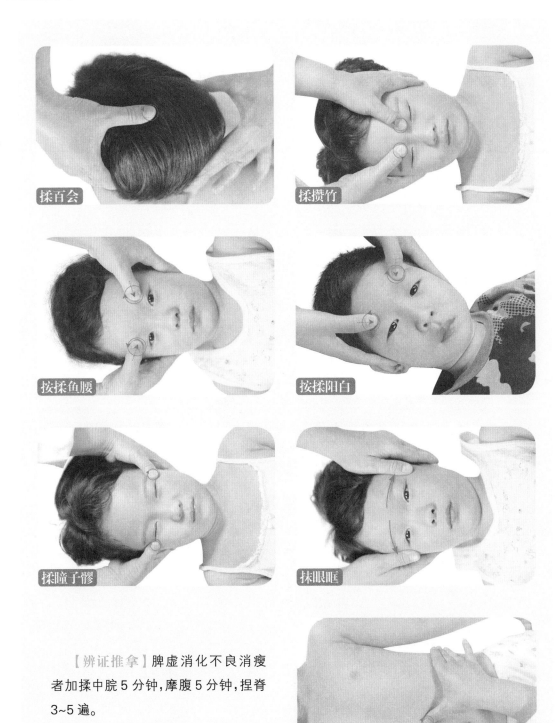

揉百会

揉攒竹

按揉鱼腰

按揉阳白

揉瞳子髎

抹眼眶

【辨证推拿】脾虚消化不良消瘦者加揉中脘 5 分钟,摩腹 5 分钟,捏脊 3~5 遍。

揉中脘

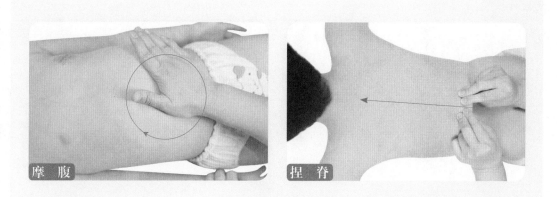

摩 腹　捏 脊

①预防眼部炎症,避免加重病情。②注意休息,不可过于疲劳。③眼睑下垂,目前尚缺乏理想的治疗方法,如经推拿3个月而无效者,可采取其他疗法。假性睑下垂应对因治疗。

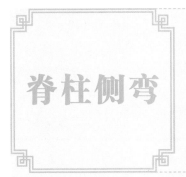

正常人的脊柱从背面观应该是直的。如果在枕骨中点到骶骨棘的连线上,脊柱向左或向右偏离后正中线,则称为"脊柱侧弯"。脊柱侧弯主要有特发性和先天性两大类。其中特发性脊柱侧弯占脊柱侧弯患者总数的85%以上,一般以较文静的儿童多见,发病年龄多在8~12岁,女孩的发病率是男孩的8倍。轻度的脊柱侧弯不引起任何症状,严重的畸形则可引起内脏功能紊乱,如心脏功能受损。

先天性脊柱侧弯可能与妊娠期4~7周时,受到母体之内外环境变化刺激有关,出生后即出现有畸形征象;特发性脊柱侧弯可能与患儿幼时缺钙、营养不良,使骨骼的生长发育受影响,以及患儿长期坐、卧姿势不良,或长期一侧背负较重的物品(如书包)等有关。

中医认为本病属"龟背"范畴。轻度的脊柱侧弯患儿,自己往往无任何不舒服的感觉,仅在家长为其洗澡或换衣服时偶然发现。较明显的患儿,可有双侧肩胛高低不一或体态畸形。严重畸形者,可伴有活动时气促、胸闷、心悸,或消化不良、肢体麻木等。

【治法】舒筋通络,矫正畸形。

【常用方】揉夹脊2分钟,按揉肩外俞1~2分钟,按揉天宗1~2分钟,若脊柱两侧肌张力不等,加按揉或擦骶棘肌3~5分钟。

【校正手法】正脊:患儿取坐位,两手交叉相扣抱住枕后部,医者站于患儿身后,用一手顶住偏歪的胸椎或腰椎棘突旁,另一手从小儿腋下穿过并用手掌按住其颈项部,嘱小儿慢慢弯腰、前屈,再做最大限度的旋转扳动。

注意事项

①脊柱侧弯患儿应在青春发育期前接受推拿手法治疗。对因姿势不良而引起脊柱侧弯的患儿,应嘱其家长督促纠正不良姿势,嘱患者做悬吊、俯撑锻炼。②脊柱侧弯明显的患儿,早期还可穿矫正背心来延缓畸形的发展。经多种疗法治疗无效时,可考虑行矫正术。③手法正骨后,可用特制背心加以固定。

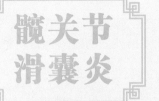

髋关节滑囊炎是指臀大肌腱膜与大转子外侧之间的臀大肌转子囊和髂腰肌与髂耻隆起及髋关节囊之间的髂耻囊的无菌性炎症。本病常见于 10 岁以内的儿童，且以急性髋关节滑囊炎为多见。

髋部的滑囊较多，有臀大肌转子滑囊、坐骨结节滑囊、髂腰肌滑囊等。此外，臀大肌肌腱与股骨臀肌粗隆之间有 2~3 个小滑囊。臀大肌转子滑囊位置较浅，且位于臀大肌与大转子之间，若髋关节过度活动，或受到直接或间接外伤，即可引起外伤性臀大肌转子滑囊损伤性炎症；坐骨结节滑囊位于臀大肌与坐骨结节之间，所受压力最大，久坐及局部撞击亦可导致外伤性滑囊炎；髂耻滑囊位于髂腰肌与耻骨之间，且常与髋关节囊相通，因此髋关节滑囊的病变容易引起髂腰肌滑囊炎。此外，本病亦可能与外感疾病有关。

患处肿胀疼痛和压痛，不愿伸其大腿以松弛臀大肌的张力，除有髋关节疼痛外并有膝痛，行走不便或缓慢，甚至跛行、鸭行或不能直立，动则疼痛加重。若内侧扭伤，压痛点多在腹股沟部，伤肢比健肢稍有"延长"畸形；若外侧扭伤，压痛点则多在大转子后侧，早期失治，会发生"缩短"畸形。

髂耻滑囊炎时，股三角区肿胀，大腿呈屈曲强迫位，检查时将大腿伸直、外展或内旋时疼痛加剧。

【治法】舒筋通络，活血祛瘀。

【常用方】揉风市 100 次，按揉环跳 100 次，揉绝骨 100 次。

【校正手法】屈髋：一手按小儿患肢内侧，一手握住小腿，扶直患肢，如患肢"延长"者则将其轻轻地内旋向上屈曲；如患肢"缩短"者则把患肢用力缓缓拔伸后再向上屈曲，无论"延长"或"缩短"都须使髋膝部尽量屈曲，然后将其患肢向下牵拉放平，与健侧相比，须两侧长短相等。

①治疗后须卧床休息 1~2 周，对于急性患儿亦可先推拿局部后再施行理筋手法。②治疗期间，应减少髋部活动。③注意局部保暖。

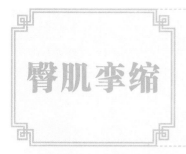

臀肌挛缩是指臀肌部分纤维化,造成髋关节屈曲障碍。由于臀大肌、臀中肌和阔筋膜张肌的筋膜向下延伸与髂胫束近端相连接,臀肌挛缩时髂胫束张力也增高,故本病又称为"髂胫束挛缩"。临床上除多见于幼儿外,还可见于青壮年。绝大多数患儿有臀部反复注射抗生素或其他药物的病史。

药物刺激以及注射部位的轻度感染或出血可能是小儿臀肌发生挛缩的原因。

本病的病理变化为:臀肌的各种急、慢性损伤,致使其局部组织肿胀、粘连、变性、坏死,最终纤维化而致挛缩。

臀肌挛缩临床表现为下肢并拢下蹲时困难,常因下蹲屈髋屈膝而身向后仰,欲跌倒;坐低凳时,双下肢分开,不能并拢,也不能将下肢屈曲内收抬高,或坐时,患侧下肢不能屈曲而使足搁于对侧下肢膝上;行走时,两膝外翻,呈八字步态,快步行走时更为明显,甚至只能横步行走;取侧卧位时,两下肢并拢困难,甚至下肢外展。患侧臀肌萎缩,严重者,臀部大转子处出现陷窝;主动屈髋困难,在髋关节屈曲内收时尤为明显,髋关节屈曲外展时则不明显;在髋关节屈曲或伸展时,在股骨大粗隆外侧可摸到粗而紧的纤维带滑动;做髋关节屈曲并内收被动活动时,可听到髋部有弹响声。

【治法】舒筋解挛,活血通络。

【常用方】按天应:在小儿患侧股骨大转子后方施以按揉、弹拨法,5~7次;按下肢:小儿侧卧,患肢在上,从阔筋膜张肌沿髂胫束到膝部胫骨外髁施以按法2分钟。屈髋:小儿仰卧,一手握住小儿下肢下端,另一手推其患肢膝部做髋关节屈曲内收、内旋被动活动,3~5次。

【辨证推拿】下肢肌肉紧张者,加撩下肢:在小儿患侧臀部施以撩法,并配合髋关节后伸外展动作3分钟;按揉下肢:患儿仍侧卧,患肢在上,从阔筋膜张肌沿髂胫束到膝部胫骨外踝施以按揉法2分钟。

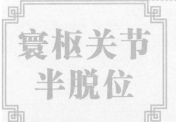

寰枢关节半脱位

寰枢关节半脱位,因损伤位置较高,一旦发生,就有一定危险。本病除可因先天性关节结构异常引起之外,头颈部外伤以及颈部感染均可导致,切莫把寰枢关节半脱位的病人,当作落枕病人一样,用颈椎摇转法治疗,而致严重后果。

当头颈部突然过度的旋转引起一侧横韧带的损伤,两侧横韧带张力失调,使得第二颈椎齿状突受一侧横韧带牵拉损伤而产生半脱位。某些炎症的影响和颈椎上部感染,如扁桃体炎、咽喉炎、中耳炎等刺激邻近的颈椎,使所附着的横韧带逐渐松弛,而引起寰枢关节半脱位。

第一、第二颈椎因先天发育不全或小儿齿状突发育不完善,而导致第一与第二颈椎连接不稳定,如稍微用力旋转头部,即可发生半脱位。

本病临床表现为颈部疼痛强硬,往往用双手扶住头部,不使其晃动,头部向一侧倾斜,多呈强迫体位。压痛在第一、第二颈椎处,颈部活动受限。

X线摄片检查,张口位片:两侧关节突与齿状突的距离不等;侧位片:寰椎前弓后缘与齿状突前缘之间的距离增大(儿童一般为 4.5 毫米)。

【治法】通利关节,整复错缝。

【复位手法】坐位复位法:患儿取低坐位(以颈棘突向右偏为例),一助手站在患儿左侧,左手掌心托住患儿下颌部,另一手掌心推扶后枕部,使患儿头颈部维持略向前倾位,医者站在患儿身后,左手拇指尖顶住右侧的颈棘突,右手掌心握拿助手左手,用力沿头颈矢状轴向右上旋转(约30℃)。左手拇指向左外侧顶推颈棘突,这时往往可以听到复位声。对惧痛、紧张者,可先行颈椎牵引。牵引后,用指揉颈夹脊 3~5 分钟,再行整复。

注意事项

①使用复位手法时,动作要轻柔,切忌用暴力。②手法整复后,可以在颈项部扎以丝头巾或用颈托固定。

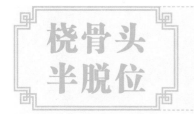

小儿桡骨头半脱位又称"牵拉肘"，多发生在 4 岁以下的幼儿。本病与一般关节脱位不同，仅是桡骨小头离开了正常的位置，并无关节囊破裂。多在小儿手拉手游戏、家长给小儿穿衣或领小儿走路时过度牵拉前臂而发生本病。

由于小儿桡骨头未充分发育完全，当小儿前臂被过度牵拉或在某一个角度被牵拉时，桡骨头可被环状韧带卡住，或桡骨头脱离环状韧带，而不能自行复位，即造成本病。

患侧肘部疼痛，桡骨小头处可能有压痛，但患侧肘部不会出现明显肿胀。患侧前臂置于旋前位，不肯做旋后动作，前臂不能抬举，不愿以手取物。肱骨外上髁、肱骨内上髁及尺骨鹰嘴三者的位置无异常，也无明显压痛。

【治法】舒筋通络复位。

【复位手法】将小儿患肢逐渐屈肘到 90 度，然后用一手握住患肢腕部上方，另一手把持肱骨下端和肘部，拇指放在桡骨小头外侧，然后快速地将前臂旋后，同时拇指下压桡骨小头，如感觉或听到桡骨头部有一弹响声，即复位成功。复位成功的征象是小儿停止哭泣并开始使用患肢。若脱位时久，局部红肿者应轻揉患处。

注意事项

①应嘱家长避免牵拉患肢，以防再脱位或习惯性脱位。②复位后，可以将患肢在屈肘位用颈腕吊带悬挂 2~3 日，以利恢复。

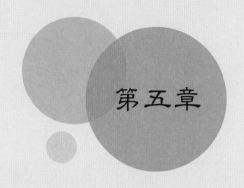

第五章

儿科保健

中医历来提倡预防和保健,《黄帝内经》指出"善治者治皮毛""上工治未病",未病先防、既病防变是一个重要内容。儿童是我们的未来,既要培养他们成为一个热爱祖国、识大体、知荣、明耻的可用之才,还应当有一个健康的身体。常言道"三分病七分养",说明养生保健的重要性。小儿保健可用下列方法,这些方法是根据小儿"肺常不足""脾常不足""肾常不足"的生理特点而创立的。这些保健方法可由小儿的家长或大龄小儿自行操作,若能乐此不疲、持之以恒,必当受益匪浅。

对于有各种症状的小儿,可参见第四章相应的病症,在专业人士指导下进行操作,平时可用下列方法进行保健预防。

一 养肺防感操

中医学认为小儿"皮薄肉弱""肺为娇脏",是清虚之体,抵御外邪能力差,适应外界气候变化能力弱,既易于受邪,又不耐寒热,形成了"肺常不足"的生理特点。无论外邪是从口鼻吸入,还是由皮毛侵袭人体,都会影响"主气"与"司呼吸"的功能。因此,小儿疾患中,呼吸系统的急性感染占很大比例。

因此,根据小儿的解剖生理特点,进行适当地防护,显得十分重要。本节介绍的保健操,就具有宣通肺脏、强身防感的功用。

1. 开天门 64 次,或 8×8 拍。

2. 推坎宫 64 次,或 8×8 拍。

3. 揉太阳 64 次,或 8×8 拍。

4. 揉迎香 64 次,或 8×8 拍。

5. 拿虎口 16 次,或 2×8 拍(左、右手共 32 次,或 4×8 拍)。

6. 揉天突 64 次,或 8×8 拍。

7. 擦胸 64 次,或 8×8 拍。

8. 擦背 64 次,或 8×8 拍。

9. 按风池 16 次,或 2×8 拍。

10. 拿肩井 16 次,或 2×8 拍。

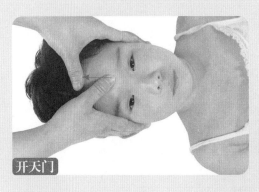

开天门

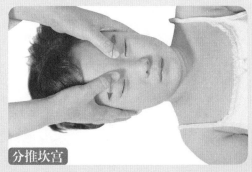

分推坎宫

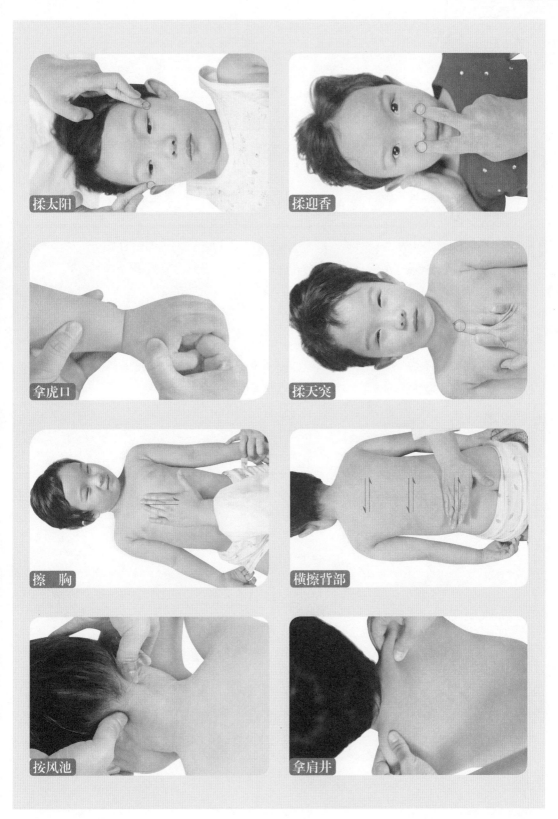

揉太阳

揉迎香

拿虎口

揉天突

擦 胸

横擦背部

按风池

拿肩井

二 健脾助运操

中医学认为脾为后天之本,是气血生化之源,胃为水谷之海,饮食入胃,依赖脾胃的消化吸收。小儿"脾常不足",脾胃功能较差,其消化吸收功能原本不足,加之小儿寒暖不能自调,又易为饮食所伤。很容易使脾胃功能失调,而出现呕吐、疳积、腹痛、腹泻等消化道疾病。

脾的功能不足,就难以营养全身,而影响肺、肾等其他脏腑功能,使小儿不能正常生长和发育。

本操依据小儿脾胃生理病理特点,着重通达脾胃,使小儿脾气健旺。

1. 揉中脘 64 次,或 8×8 拍。

2. 揉脐 64 次,或 8×8 拍。

3. 揉丹田 64 次,或 8×8 拍。

4. 摩腹 64 次,或 8×8 拍。

5. 按揉足三里 64 次,或 8×8 拍(左右足各 32 次,或 4×8 拍)。

6. 捏脊 5 遍,或 8×8 拍。

7. 揉脾俞 64 次,或 8×8 拍。

8. 揉胃俞 64 次,或 8×8 拍。

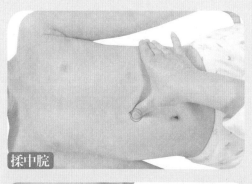

揉中脘

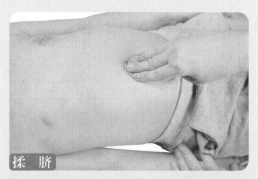

揉 脐

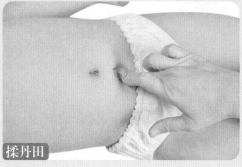

揉丹田

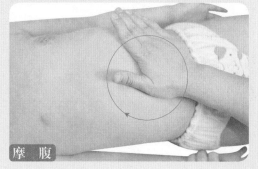

摩 腹

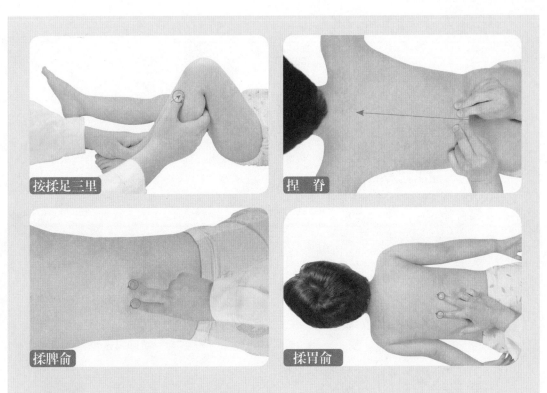

按揉足三里　　　捏　脊

揉脾俞　　　揉胃俞

 三 补肾益智操

小儿处于生长发育的旺盛时期,年龄越小生长发育越快。

中医学认为"肾为先天之本",主人体的生长发育。小儿的健康成长,全赖肾气旺盛。且肾藏精,精生髓,髓充骨而又上通于脑,精足则令人智慧聪明。若肾虚则生长发育会受到影响,甚至出现"五迟"(齿迟、语迟、发迟、立迟、行迟)和"五软"(项软、口软、手软、足软、肌软)。

小儿生长发育较快,往往肾虚而不足。为此,补肾和健脾一样,是很重要的一环。健脾可充肾之精气,肾气又能助脾运化。

补肾益智操,就是依据小儿"肾常虚"的生理特点,具有补益肾元、发人聪明之功。

1. 摩囟门 64 次,或 8×8 拍。

2. 揉内劳宫左右各 64 次,或 8×8 拍。

3. 揉中脘 64 次,或 8×8 拍。

4. 揉丹田 64 次,或 8×8 拍。

5. 按揉三阴交左右各 64 次,或 8×8 拍。

6. 推擦涌泉左右各 64 次,或 8×8 拍。

7. 捏脊 5 遍，或 8×8 拍。

8. 擦八髎 64 次，或 8×8 拍。

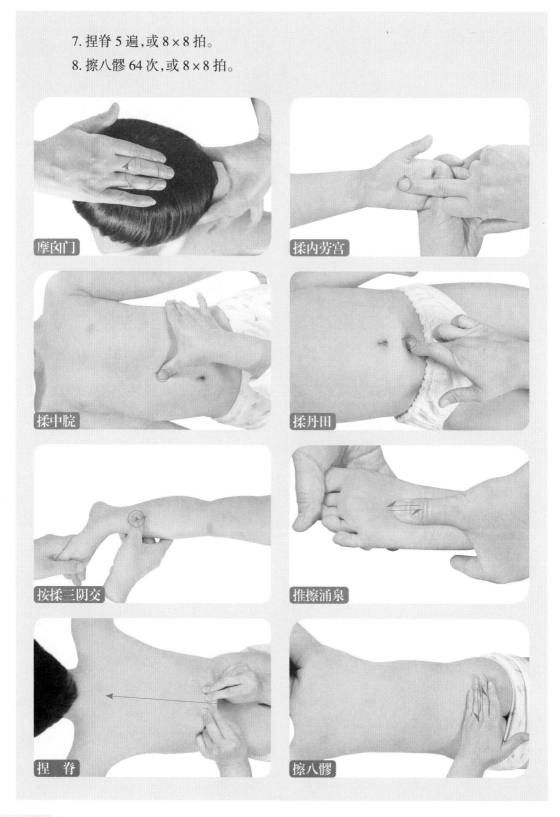

摩囟门

揉内劳宫

揉中脘

揉丹田

按揉三阴交

推擦涌泉

捏　脊

擦八髎

四　婴儿保育操

婴儿仰卧,家长坐其侧。

1. 摩顶 64 次,或 8×8 拍。用右手掌在婴儿头顶抚摩。

2. 拍胸 32 次,或 4×8 拍。用右手掌轻轻拍击婴儿胸部,手指并拢,手掌微曲。

3. 揉脐 64 次,或 8×8 拍。用右手手掌掌跟,在婴儿脐部做顺时针揉动。

4. 举上肢 16 次,或 2×8 拍。双手握住婴儿双腕,将婴儿双上肢分别从其体侧向上举过头顶。

5. 展上肢 16 次,或 2×8 拍。双手握住婴儿双腕,将婴儿双上肢分别从其胸前向两侧外展。

6. 摇双腕 16 次,或 2×8 拍。一手握婴儿右腕,轻摇 8 次;再摇其左腕 8 次。

7. 屈伸下肢 16 次,或 2×8 拍。双手分别握住婴儿双踝,屈伸其下肢。

8. 摇双踝 16 次,或 2×8 拍。一手握婴儿右踝,轻摇 8 次;再摇其左踝 8 次。

9. 拍背 32 次,或 4×8 拍。婴儿俯卧,家长用右手手掌轻拍婴儿背部。

10. 提举下肢 16 次,或 2×8 拍。一手按婴儿腰部,一手握其双踝向上提举。

五　婴幼儿干浴八法

1. 摩顶 64 次,或 8×8 拍。用手掌抚摩儿头顶。

2. 浴面 32 次,或 4×8 拍。用双手掌在儿面部搓摩至热。

3. 捻耳 64 次,或 8×8 拍。用双手拇、食指搓捻儿双耳至热。

4. 洗手 32 次,或 4×8 拍。双手轻夹儿手做搓擦如洗手状,二手交替。

5. 运腹 64 次,或 8×8 拍。用右手掌顺时针方向摩儿腹。

6. 擦背 32 次,或 4×8 拍。用食、中、无名指在儿背部上下摩擦至热。

7. 捏脊 3~5 遍,或 8×8 拍。用拇、食、中三指沿儿脊柱自下而上捏脊。

8. 揉足 32 次,或 4×8 拍。用拇指揉儿足心,两足交替。